呼吸系统危重症诊治精要

HUXI XITONG WEIZHONGZHENG ZHENZHI JINGYAO

潘建亮 著

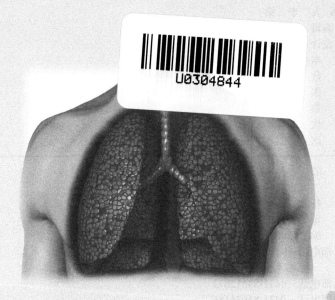

吉林科学技术出版社

图书在版编目（CIP）数据

呼吸系统危重症诊治精要 / 潘建亮著. -- 长春：
吉林科学技术出版社，2018.4（2024.1重印）
ISBN 978-7-5578-3888-1

Ⅰ.①呼… Ⅱ.①潘… Ⅲ.①呼吸系统疾病－险症－
诊疗 Ⅳ.①R56

中国版本图书馆CIP数据核字(2018)第075565号

呼吸系统危重症诊治精要

出 版 人	李　梁
责任编辑	孟　波　孙　默
装帧设计	孙　梅
开　　本	787mm×1092mm　1/16
字　　数	230千字
印　　张	12
印　　数	1-3000册
版　　次	2019年5月第1版
印　　次	2024年1月第2次印刷

出　　版	吉林出版集团 吉林科学技术出版社
发　　行	吉林科学技术出版社
地　　址	长春市人民大街4646号
邮　　编	130021
发行部电话/传真	0431-85635177　85651759　85651628 85677817　85600611　85670016
储运部电话	0431-84612872
编辑部电话	0431-85635186
网　　址	www.jlstp.net
印　　刷	三河市天润建兴印务有限公司

书　　号	ISBN 978-7-5578-3888-1
定　　价	75.00元

如有印装质量问题　可寄出版社调换

前　言

　　呼吸系统在人体的各种系统中与外界环境接触最频繁，由于大气污染、吸烟、人口老龄化及其他因素，使得呼吸系统疾病对人类健康的危害日益加重。呼吸系统的危重症直接威胁着人类的生命安危，因此做好呼吸系统疾病的预防和诊治尤为重要。为适应这一现状，作者结合自身多年的临床工作经验撰写了这本《呼吸系统危重症诊治精要》。

　　本书主要对呼吸系统的临床解剖及生理、呼吸系统危重症诊断、呼吸系统常见危重症、新生儿呼吸系统危重症、呼吸系统危重症的治疗技术、呼吸重症监护室的监护技术做了详细的描述。希望本书能够起到抛砖引玉的作用，使各位读者能够从中受益。

　　由于作者编写经验不足，加之时间仓促，疏漏之处恐在所难免，恳请广大读者和同行批评指正，以期再版时予以改进、提高，使之逐步完善。

目　　录

第一章　呼吸系统的临床解剖及其生理

第一节　呼吸系统的临床解剖

呼吸系统是指机体新陈代谢过程中与外界进行气体交换的器官,主要功能是呼吸,即吸入氧气,呼出二氧化碳。吸入肺内的氧气,透过肺泡进入毛细血管,使静脉血变成动脉血,通过血液循环运送到全身各个器官组织,经过复杂的氧化过程,产生生命活动中所需要的能量;同时,各器官组织在氧化过程中所产生的代谢产物,如二氧化碳和部分水分,再通过血液循环运送到肺,然后呼出体外。

呼吸系统根据其结构和功能分为呼吸道和肺两大部分。呼吸道是传送气体、排出分泌物的管道,包括鼻、咽、喉、气管及左、右主支气管;喉以上的部分称为上呼吸道,喉以下称为下呼吸道。呼吸道以骨或软骨为支架,保持管腔的开放。肺是气体交换的场所,包括支气管在肺内的各级分支、肺泡及血管、淋巴管和神经等。此外,还有呼吸的辅助装置,即胸膜和胸膜腔。

一、鼻

鼻包括外鼻、鼻腔和鼻旁窦。鼻不仅是气体出入的腔道,也是嗅觉感受器。

(一)外鼻

呈锥形,上端狭窄,称为鼻根;下端隆起,称为鼻尖,其两侧为鼻翼。当呼吸困难时,鼻翼出现扇动,小儿更为明显。

(二)鼻腔

以骨和软骨为支架,外面盖以皮肤和肌肉,内面被覆皮肤或黏膜。鼻腔被鼻中隔分为左右两个,前方借鼻孔开口于颜面,与外界相通;后方借鼻后孔与咽相通。鼻腔可分为鼻前庭和固有鼻腔两部分。

1.黏膜上皮属于假复层柱状上皮或假复层柱状纤维上皮,混杂有许多分散的杯状细胞。每一个柱状上皮细胞,约有25～30根纤毛,纤毛长约$7\mu m$,具有自主运动的能力。纤毛的运动可分两期:一为"有效期",在此时期,纤毛发生强力的鞭挞作用;继而为"恢复期",此时,纤毛运动的方向与有效期相反,且动作较缓慢。纤毛运动的速度很快,环境适宜时,每分钟可达 250 次。通过纤毛运动,可将黏液约以每分钟 5～10cm 的速度推送至咽,而后咳出,起到呼吸道的清洁作用。纤毛运动不受神经冲动影响,但对血液的化学变化及局部的物理、化学因素变化很敏感。空气寒冷或干燥能使纤毛活动减弱,甚至停止。所以,保持一定的温度和湿度有利于呼吸道的防御功能。全身麻醉药和许多镇静剂可抑制纤毛运动。有的局部用药也可影响纤毛运动:例如 5% 的可卡因对纤毛运动无影响,但 10% 的可卡因则明显抑制其运动。因此,在选择鼻腔用药时,必须加以注意,以免损伤鼻黏膜的正常防御功能。当机体受寒时,鼻腔黏膜血管收缩,纤毛运动减弱,呼吸道的清洁作用削弱,故易受病原微生物的侵袭而患感冒等呼吸道感染性疾病,而呼吸道黏膜的炎症又进一步影响纤毛的运动,从而形成恶性循环。

2.黏膜内有丰富的静脉网或丛,形成静脉海绵体,其静脉腔大而壁薄,壁内有环行和纵行的平滑肌和弹性纤维。环行平滑肌有括约肌作用,可控制血流量,并调节吸入空气的温度,以免刺激呼吸道。

3.黏膜内有小型混合腺(即鼻腺)和纯黏液腺,在柱状纤毛上皮细胞之间又混杂有许多杯状细胞,它们经常分泌大量黏液,在一昼夜内,可分泌 500～1000ml,使黏膜保持湿润,以维持正常的纤毛运动,并能黏着和清除吸入鼻腔的灰尘及细菌等异物。据实验证明,它能排除吸入体内空气中 40%～60% 的微粒。

(三)鼻旁窦

又叫副鼻窦,是开口于鼻腔的骨性腔洞,包括额窦、筛窦、蝶窦、上颌窦。额窦位于额骨额鳞的下部,筛窦位于筛骨迷路内,蝶窦位于蝶骨体内,而上颌窦则位于上颌骨体内。窦壁里面衬有黏膜,经窦口移行于鼻腔黏膜,鼻腔发炎时,可蔓延到鼻旁窦,引起鼻旁窦炎。鼻旁窦的机能,一般认为可湿润和温暖吸入的空气,并对发音有共鸣作用。

二、咽和喉

(一)咽

咽是呼吸道中联系鼻腔与喉腔之间的要道,也是消化管从口腔到食管之间的必经之路。因此,咽腔乃是呼吸道与消化道交叉的部分。咽长约 12cm,咽腔的前方,自上而下,分别通入鼻腔、口腔和喉腔,因而可将咽分成三段。最上为鼻部,又称鼻咽腔;中间为口部,又叫口咽腔;下方为喉部,又名喉咽腔。覆盖鼻部的黏膜,是鼻腔黏膜的延续,覆有纤毛上皮,而咽的其他部则为复层扁平上皮。咽上部的黏膜富有黏液腺及淋巴组织。围绕在咽腔各壁的淋巴组织,有舌扁桃体、腭扁桃体、咽扁桃体和咽鼓管扁桃体等,它们共同形成一个淋巴组织环,称为咽淋巴环。此环具有防御作用。

(二)喉

喉不仅是空气出入的管道,也是发音器官,上端经喉口与咽腔相通,下端借环气管韧带与气管相连。喉由软骨、韧带、喉肌和黏膜构成。软骨主要有会厌软骨、甲状软骨、环状软骨、瘤状软骨和小角软骨等,它们互以关节和韧带相连结,外附肌肉,在环状软骨上缘与甲状软骨下缘之间封有环甲膜,临床上用肺导管滴药或采用气管导管进行氧气治疗时可经此膜穿刺入喉腔。喉腔内覆以黏膜,在喉腔两侧壁有前后位伸展的黏膜皱襞,上一对叫假声带(室襞),下一对叫声带(声襞),两声带之间的间隙称声门裂,是呼吸道较狭窄的部位,其黏膜与深层附着较松,易肿胀和水肿,是发生上呼吸道梗阻的要害部位。

支配喉的神经来自迷走神经和交感神经。迷走神经的喉上神经于舌骨大角高度分为内支和外支。内支含感觉纤维,穿甲状舌骨膜入喉内,分布于会厌及声带以上的喉黏膜,外支含运动纤维,分布于环甲肌。喉上神经受损时,喉上部的黏膜感觉丧失,同时环甲肌瘫痪,声带松弛,音调降低,但不嘶哑。迷走神经入胸腔后分出喉返神经,左侧喉返神经发出后,绕主动脉弓上行,右侧则绕右锁骨下动脉上行。左、右喉返神经背上行于甲状腺的后方,食管与气管之间的沟内,入喉后,其感觉纤维分布于声带以下的黏膜;其运动纤维分布于除环甲肌以外的喉肌。颈部甲状腺肿大、锁骨上淋巴结肿大(癌瘤转移)、胸部主动脉弓扩大、食管肿瘤和纵隔炎症等都可能损伤或压迫喉返神经,引起喉返神经麻痹。麻痹多为一侧性。由于左侧喉返神经的径路较长,在临床上病变的机会多,故一侧性麻痹以左侧为多见,症状以声嘶为主,并出现高低不同的声音即所谓双声。交感神经由颈上神经节发出,通过咽神经丛,分布到喉的腺体和血管。

有些患重症感冒或急性气管炎后的患者,常遗留慢性喉炎,此时发音嘶哑或咽喉部痒感伴有刺激性咳嗽。

三、气管、主支气管及支气管的各级分支

气管分为左、右主支气管(一级分支),到主支气管的肺门处按肺叶分为肺叶支气管(二级分支)。左肺有上、下叶支气管,右肺除上、下叶支气管外还有中叶支气管。每一叶支气管再分为肺段支气管(三级分支)。每侧的主支气管一般分为10个肺段支气管,每个肺段支气管及其所分布的一定区域的肺组织,称为支气管肺段

（简称肺段）。

每个肺段支气管由肺段中部向周围发出分支（四级分支），以后越分越细小，其支气管口径在 1mm 以下（0.8～1mm）的称为细支气管；后者进一步分支，移行为终末支气管，管径约在 0.5mm 左右。每一终末细支气管可分成两支以上的呼吸性细支气管，从此开始才在管壁出现肺泡，后者具有气体交换的功能。呼吸细支气管可分出 2～11 个肺泡管，肺泡管的管壁更薄，并出现较多的肺泡。肺泡管最后分支为肺泡囊，从此出现更多的肺泡。

支气管的反复分布，在胎龄六个月时约有 19 级分支，成年时约有 24 级分支。

（一）气管

由 16～20 个软骨环和连于其间的环韧带构成。

软骨环呈马蹄铁形，缺口向后，由含平滑肌的结缔组织膜（气管膜壁）封闭。由于软骨环具有支架作用，使气管壁不至于被压扁，使管腔永远保持开放状态，以维持呼吸功能的正常进行。同时环韧带和气管膜壁具有一定的舒缩性，适应颈部的运动和食管管腔的扩张，在气管内插管和支气管镜检查时，不致破裂或骨折。

气管分成左右主支气管的分叉处，称气管杈，在气管杈内面有一向上凸出的半月状嵴，名气管隆凸，便于气体分流入两肺。临床上进行支气管镜检查时，常以此作为左、右主支气管起点的标志。气管位于纵隔的中部，起自喉部环状软骨，向下后方走行。由于气管的左侧有主动脉弓，所以正常人，尤其是老年人，气管可轻度向右偏移，不应误认为病理性移位。气管上端多位于第 6 颈椎体下部（下 1/3）的高度，气管杈则相当于第 5 胸椎体上部（上 1/3），但可因年龄及呼吸状态而稍异。儿童的气管可起始于第 4 颈椎高度，老年人可在第 1 胸椎。当深吸气时，气管杈可下降到第 6 胸椎体的高处。

气管的长度和粗细，因性别、年龄而不同。成年男子较女子长而粗；小儿较细小，位置较深且活动度大。据国内资料，成人男子气管的平均长度为 10.63cm，女子平均为 9.8cm。男女合并统计，最短为 7.1cm，最长为 13.3cm。由门齿至气管隆凸的长度约为 27cm。气管外横径（气管杈上方最粗部）成人男子平均为 2.0cm，女子平均为 1.8cm。男女两性横径大于矢状径者为大多数，占 68.6%。

（二）主支气管

左右各一，自气管杈各向左右侧的下外方走行，经肺门入肺。左主支气管较右主支气管细而长，平均长度为 4.9cm。右主支气管较粗短，平均长度约 2.31cm。

左、右主支气管之间的夹角，一般为 65°～80°，女子稍大于男子。支气管夹角的大小与胸廓形状有关。胸廓宽短者夹角大，反之较小。在临床上，若夹角小于正常值,可能由于一侧主支气管的上方受压;若夹角过大,则可能由于气管杈下方的主支气管杈淋巴结显著增大所致(如淋巴结结核或癌瘤的淋巴结转移等)。右主支气管较左支气管陡直,与气管中轴延长线间的夹角约为 $25°\sim30°$,而左主支气管与气管中轴延长线的夹角则一般为 $40°\sim50°$。由于右主支气管短、粗、直,而右肺的容积又比左肺大,因此气管内异物多坠入右主支气管,右肺尤其是右肺下叶的病变发生率也较高。进行支气管镜或支气管插管时,右主支气管较易插入。

(三)肺叶支气管、肺段支气管及其分布

1.右上叶支气管及其分支

右上叶支气管在距隆凸约 $1\sim4cm$ 处,自右主支气管的右缘近直角分出,于右肺动脉止方,水平向外和稍向上行进,入右肺上叶。右上叶支气管长约 $1\sim2cm$,管径约为 $8\sim9cm$,分为尖、后及前三个段支气管。

(1)尖段支气管(B1):向上并略向外侧斜行,并分为尖分支(B1$_a$)和前分支(B1$_b$)。尖段支气管分布于肺尖,由于其折向上行,以致肺尖部比其他部通气较差,常为肺结核的好发部位。但是,由于此处引流通畅,不易形成肺空洞。

(2)后段支气管(B2):向后外方并稍向上方走行,分为后分支(B2$_a$)和水平分支(B2$_b$),分布于右肺上叶的后下部,为肺脓肿的好发部位。

(3)前段支气管(B3):向前外方并稍向下方走行,又分外侧分支(B3$_a$)及内侧分支(B3$_b$),分布于右肺上叶的前下部。

2.右中叶支气管及其分布　右中叶支气管在上叶支气管起始部下方约 $2cm$ 处,发自右主支气管的前壁,位于右肺动脉下方,管径约为 $7mm$,向前外侧行走约 $1.5cm$ 后,分为内、外侧两个段支气管。右中叶支气管短而细,在其起点的前方、外侧、内侧三面有三组淋巴结。当因某些疾病使此处淋巴结发生肿大时,可从前、外侧、内侧三方面压迫中叶支气管,使其逐渐闭塞,严重时可引起右肺中叶的膨胀不全,即所谓"中叶综合征"。

右主支气管发出上叶支气管后至中叶支气管起点之间的一段,称为中间支气管,无任何分支,其长度约为 $2cm$,管径 $10\sim11mm$。

(1)外侧段支气管(B4):向外并稍向下走行,又分为外侧分支(B4$_a$)和内侧分支(B4$_b$),分布于中叶的外侧部。

(2)内侧段支气管(B5):向前下方行走,又分为内侧分支(B5$_a$)和外侧分支(B5$_b$),分布于中叶的内侧部。

3.右下叶支气管及其分支　右下叶支气管为中间支气管的直接延续,它本身的主干甚短,在中叶支气管开口的水平或稍下的后侧即分出背(尖)段支气管,然后

主干向后下外侧行进,总称基底干或基底段支气管,由此再分为内基底段支气管、前基底段支气管、外基底段支气管及后基底段支气管四个分支。右下叶支气管有时还分出亚背段支气管。基底段支气管在临床上较为重要,尤其是它的后三个分支为异物容易堕入的部位,是炎症和支气管扩张的好发部位。

(1)背段支气管(B6):又称尖支,起于右下叶支气管的后壁,其起始部与右中叶支气管起始部对峙,或低于中叶支气管(约低 0.3~0.6cm)。此段支气管为右下叶支气管分支中的大支,管径与中叶支气管相等。起始后 0.5cm 即分为三个分支,即上分支(B6$_a$)、外侧分支(B6$_b$)和内侧分支(B6$_c$),分布于右肺下叶的上部,吸入的液体或固体异物容易进入此段,是肺脓肿或吸入性肺炎的好发部位。

亚背段支气管(B*),为右肺上叶基段支气管分出的额外支。此支的出现率为 38%~48%。分布于背段、外基底段和后基底段之间的区域。

(2)内基底段支气管(B7):或称心段支气管,起始于基底干的内前壁,在背段支气管起始部的远侧约 1.5cm 处,行向下内方再分为后分支(B7$_a$)和前分支(B7$_b$),分布于右下叶的内侧部肺门以下的部位。

(3)前基底段支气管(B8):于内基底段支气管下方约 1~2cm 处起自基底干的前外侧壁,行向下前方,可再分为外侧分支(B8$_a$)和基底分支(B8$_b$),分布于肺肋面的前下部和相邻的膈面。

(4)外基底段支气管(B9):为基底干支气管的两个终末支之一,行向外下方,又分为外侧分支(B9$_a$)和基底分支(B9$_b$),分布于肺肋面的后外侧部和邻近的膈面。

(5)后基底段支气管(B10):为基底干支气管的另一终末支,在管径上为右下叶支气管的直接延续,行向下后方,又分为后分支(B10$_a$)、外侧分支(B10$_b$)和内侧分支(B10$_c$),分布于肺肋面的后下部和相邻的膈和椎旁面。外基底段支气管和后基底段支气管的位置均较深,故进行肺段切除术较为困难。

4.左上叶支气管及其分支

左上叶支气管位于左肺动脉下方,起自左主支气管,行向前外方,它与左主支气管之前约构成 110° 的角。左上叶支气管甚短,仅 1~2cm,分为上、下二支。

(1)上支:又称升支,甚短,自左上叶支气管发出后,上升约 0.5~1cm,多数分为二支,即尖后段支气管和前段支气管。上支分布于左肺上叶的上部,其分布范围相当于右肺上叶。

①尖后段支气管(B1+2):又分出三个分支,即尖分支(B1+2$_a$)、后分支(B1+2$_b$)和水平分支(B1+2$_c$),分布于左上叶的肺尖及后外侧部。

②前段支气管(B3):分布于左肺上叶的前部,其大小变异颇大,又分为外侧分

支($B3_a$)、内侧分支($B3_b$)和上分支($B3_c$)。

(2)下支：又叫舌支或降支。起自左上叶支气管的前下部，与左主支气管并行，分布于左肺上叶的前下部(左肺舌段)，相当于右肺中叶的范围。下支又分为上舌段支气管和下舌段支气管。

①上舌段支气管(B4)：它又分为外侧分支($B4_a$)和前分支($B4_b$)，分布于舌段根部。

②下舌段支气管(B5)：它又分为上分支($B5_a$)和下分支($B5_b$)，分布于舌段尖部。

5.左下叶支气管及其分支

分布区域基本与右侧一致但内基底段支气管和前基底段支气管多为共干。左下叶支气管进入左肺下叶后，先向后外侧分出背段支气管；从此以后，称基底干支气管，长约1.5cm，行向后下外侧。基底干支气管再分出前内基底段支气管、外基底段支气管及后基底段支气管，有时从基底干支气管发出额外的亚背段支气管。

(1)背段支气管(B6)：也称尖支或上支，它从左下叶支气管后壁发出(距左下叶支气管开始部约0.5～1.0cm)，向背外方走行，长约1cm，管径约6mm。它分为2～3个分支，即上分支($B6_a$)、外侧分支($B6_b$)和内侧分支($B6_c$)。背段支气管分布于左肺下叶的尖端部分，其分布面积大小不一，可占左肺下叶的1/2，1/3或2/3不等。

亚背段支气管(B*)为一小的额外支，在背段支气管起点下方的1～1.5cm处，发自基底干支气管，分布于背段和基底段间的肋面。

(2)内基底段支气管(B7)：或叫心段支气管，多与前基底段支气管共干，而形成前内基底段支气管(B7+8)，由于心脏的存在，故常缺如。

(3)前基底段支气管(B8)：除内基底段支气管共干外，约有13%直接起自基底干的前外侧面，行向前下外方，又分为外侧分支($B8_a$)和底分支($B8_b$)，分布于下叶前面的下部和邻近肋面。

(4)外基底段支气管(B9)：起自基底干的末端，向外下方行进，然后分为外侧分支($B9_a$)和底分支($B9_b$)，分布于肋面的中下部及邻近的膈面。

(5)后基底段支气管(B10)：比较粗大，似为基底干的直接延续，向后下外侧行进，又分为2～3支即后分支($B10_a$)、外侧分支($B10_b$)和内侧分支($B10_c$)。

四、肺

（一）肺的体表位置及分叶

肺的上界，前面在锁骨上 3～4cm，后面相当于第 6～7 颈椎，一般右肺尖较左肺尖的位置稍高并偏前。正常平静呼气时，两肺下缘均沿第 6 肋软骨下缘由内向外下方，至锁骨中线处与第 7 肋骨上缘相交，至腋中线与第 8 肋骨相交，此交叉点距第 12 肋骨下缘约 10cm。继而转向后至肩胛线与第 10 肋骨相遇，最后达距第 11 胸椎棘突外侧 2cm 处，转向上延续至肺后缘。

左肺被斜裂分为上、下两叶；右肺除斜裂外，还有水平裂，又名横裂，将右肺分为上、中、下三叶。斜裂起自肺门后上方，经肺的各面而终止于肺门的前方。右侧斜裂在体表的投影是后端从椎体旁的第 5 肋水平（可高达第 4 肋后端或低达第 6 肋后端），向前、向下斜行，大体上与第 6 肋骨平行，前下端在离肺前面 2～3cm 处与膈顶的水平面约成 50°。左侧斜裂后端起点较右侧高，约在第 3～4 肋后端水平，因而其倾斜度也较右侧大，前下端与膈顶的水平面约成 60°。水平裂（横裂）位于右肺上、中叶之间，在肋面相当于腋中线处，起自斜裂，水平行向前内方约与第 4 肋的经过一致，至第 4 肋软骨的胸骨端平面与肺前缘相交叉，然后转向纵隔面后终止于肺门前方。水平裂在后前位片上相当于第 4 前肋水平。斜裂或水平裂有时不存在或不完全存在，因此形成肺实质融合现象。左肺斜裂不完全者占多数，其融合部多发生在近肺门或近背侧的部分。肺感染时可通过融合的部分扩散。

除了正常肺叶外，额外的肺叶叫副叶，较常见的副叶有奇叶和下副叶。

（二）肺段

肺小叶和肺的终末呼吸单位。

1.肺段

支气管肺段简称肺段。它是每一个肺段支气管及其分支所分布的肺组织的范围，在形态和功能上可作为一个单位。每一支气管肺段均呈圆锥形，尖向肺门，底部向着肺表面，左肺和右肺通常各有 10 段，但左肺有时两相邻的肺段支气管发生共干，致使两支气管肺段出现融合的现象，于是左肺往往只有 8 个段。每一肺段均有一肺段支气管分布，伴随肺段支气管的有肺段动脉，但肺段静脉则走行于肺段间的平面，接受相邻两肺段的静脉血。两段间隙除借表面的肺胸膜与胸膜下小的静脉属支相连外，仅有少量疏松结缔组织分隔。因此，一般轻度感染时，常局限在一个肺段内，但是，当感染严重或患肺结核病时，可由一个肺段蔓延到邻近的肺段。相反的，当某肺段支气管阻塞发生肺不张时，邻边的肺段可以发生代偿性扩张，病变上下肺段的肺血管可以向病变处靠拢,使后者的血液供应获得一定程度的改善。

一般右肺上叶分为 3 段,中叶分为 2 段,下叶分为 5 段。左肺上叶分为 4 段,下叶分为 4 段,因此左肺共为 8 段。

肺段不是从上到下并列而是从不同方向插向肺门,彼此间还存在重叠,因此大大增加了肺的容积和呼吸面积。当一个肺段进入气体发生膨胀后,将使周围的肺段相继充气。由于各个肺段的位置不同,血液供应不同,所以某些疾病可能好发生于某个肺段;例如成年人的浸润性肺结核多发生于锁骨下区,尤以上叶后段最为多见,但也出现于下叶尖段;吸入性肺炎常见于肺的后下部位,以右肺为常见;支气管扩张发生于下叶者多于上叶,左侧多于右侧;所以认识病变所在的肺部或肺段,对疾病的辅助诊断有一定帮助。

大叶性肺炎或肺段性肺炎时,炎症范围一般略大于所在肺叶或肺段;但是肺不张引起的阻塞性肺炎时,由于存在肺容积变小,故炎症范围略小于所在大叶或肺段且阴影密度亦较大叶性肺炎或肺段性肺炎为高,形态亦有所变化(肺不张所致)。

2.肺小叶

肺段由许多肺小叶所组成。肺小叶是由细支气管以下的分支,相应的肺组织和血管网构成。一个肺叶约有 50～80 个肺小叶。肺小叶大小不等,一般呈锥体形,尖向肺门,底朝肺表面,直径约 1～2cm,相当于肺表面肉眼所见的无数多面形小区。小叶动脉伴随细支气管进入肺小叶。小叶周围有疏松结缔组织包围与其他小叶分隔,称为小叶间隙,小叶的静脉分布于间隙内。肺小叶所属范围发生炎症时,称为支气管肺炎或小叶性肺炎。

3.终末呼吸单位

终末呼吸单位是肺的基本功能单位,解剖学上称为"肺腺泡"。它包括从终末细支气管末端开始的 2～5 级分支的呼吸细支气管和所属的肺泡管、肺泡囊、肺泡以及毛细血管网;直径 1～6mm,体积约 150mm^3。临床上所谓细叶性肺炎,就是以此为病灶范围所形成的结节状病变;结节大小与粟粒型结核的粟粒结节相似,但前者发病时有寒战、高热、咳黄痰,双肺能听到广泛的小水泡音,后者只有低热(无寒战)、刺激性咳嗽,双肺呼吸音粗糙,听不到水泡音,轻度发绀。两者的治疗和预后截然不同,因此必须注意鉴别。

至于初级肺小叶系解剖学上形态学的概念,是指一个呼吸细支气管所分布的肺组织,范围很小;纵有炎变,亦难从 X 线片上显示出来。

所谓"次级肺小叶"是指第一级细支气管分支所属的范围以及血管网。它由 30～50 个初级肺小叶形成。3～5 个终末细支气管组成一个次级肺小叶。次级肺小叶呈不规则多面体形状。每边长 1.0～2.0cm 小叶周边的结缔组织则构成小叶间隔。了解次级小叶的解剖构造后，即不难理解肺实质性病变和间质病变。影响终末气道的一些病变如肺炎，以及影响肺动脉、毛细血管的病变如肺栓塞、肺水肿、肺出血等均属于肺泡性病变，也就是临床上所谓肺实质性病变。间隔结构的变化，例如肺泡壁、小叶间隙、支气管和血管周围结缔组织的变化和增厚则引起肺间质性疾病，最终导致肺间质纤维化。

五、中心气道、大气道和小气道

从临床角度，气管可分胸外部分和胸内部分。总支气管则可分为肺外部分与肺内部分。气管的胸内部分和总支气管的肺外部分，合成为中心气道。中心气道虽受胸内压的影响，但由于组织硬韧和有软骨环的支撑作用，它的管径，在正常情况下，不会因呼吸运动而发生明显变化。在气道组织硬韧性减低或软骨软化情况下，中心气道的膜状部分，在用力呼吸或剧烈咳嗽时，由于胸内压力增加，可以向腔内引起管腔狭窄。在临床上应与慢性支气管炎鉴别。

肺内支气管，吸气状态下内径大于 2mm 者称为大气道，包括叶、段支气管；内径小于 2mm 和等于 2mm 的都称为小气道。

(一)小气道和小气道病变

1.小气道特点

(1)上皮变为单层柱状或立方状上皮，纤毛细胞减少，导致排除微粒、尘埃与病原体的能力减低，局部防御能力减弱，因此容易发生炎症。

(2)腺体已消失，杯状细胞也逐渐消失，但在立方上皮细胞间有细支气管细胞，又名 Clara 细胞，有分泌功能。在慢性炎症刺激下，它可转化为杯状细胞，引起黏液分泌过多，填塞小气道，造成小气管阻塞。

(3)管腔纤细，故极易因黏膜肿胀、充血、水肿或黏液滞留而阻塞。

(4)软骨组织逐渐减少，到终末细支气管以下水平时，管壁内软骨消失，致使管腔对抗外力的作用降低，一旦受到外力压迫和牵拉后，容易发生变形、扭曲，甚至塌陷、闭合，造成管腔不同程度的狭窄和阻塞。

(5)平滑肌逐渐增多，形成一层完整的螺旋状肌层，有控制进入肺泡内气流量的作用。当支气管平滑肌痉挛(例如支气管哮喘)时，就可造成呼吸困难。

(6)由于细支气管的分支数目明显增多，因此，总横截面积大增。小气道的总横截面积比气管增加 200 倍，故小气道内的气流缓慢，使随空气吸入的微颗粒、微生物容易在小气道内沉积，并引起一系列炎症反应，造成小气道狭窄和阻塞。

(7)小气道阻力占气道总阻力的比例小。正常人气道总阻力之 80％来自中心气道和大气道,小气道仅占气道总阻力的 20％以下。当小气道阻力较正常人增加 5 倍,而大气道阻力正常时,气道总阻力可以正常或仅有轻度增加。因此,单凭常规的气道阻力测定,不易发现小气道阻力增加。

2.小气道病变

近年来随着对慢性阻塞性肺疾病(COPD)的研究不断深入,许多学者提出所谓小气道病。小气道病是以小气道阻塞性病变为特征的临床疾病。小气道病直接涉及到 COPD 的形成、发展和预后;病因和发病机制尚未完全阐明。归纳起来有以下几个方面。

(1)吸烟:吸烟是小气道疾病的主要原因。许多学者对吸烟引起的周围气道阻塞性疾病进行了广泛、深入的研究,一致发现长期吸烟者的小气道功能测定的异常率明显高于同年龄组的不吸烟者。

(2)上呼吸道感染和肺感染:许多病理学家对小气道组织学的研究证实,反复的上呼吸道感染和肺感染亦可导致小气道病变。一般情况下,患一次上感和肺感染在治愈后,不会出现小气道病变,另外,病原菌也很少会抵达到小气道内。但是反复的上感和肺感染可能引起小气道变化,导致小气道功能检查时出现异常变化。

(3)空气污染:长期吸入污染的空气也是引起小气道病变的原因。

(4)理化刺激:长期的理化刺激也是致病因素之一。

(5)其他:如机体因素或原因不明的因素也可能导致小气道病变。

小气道病变的病理学的特征有:①黏液填空;②慢性炎症性改变;③杯状细胞增长。

上述变化最终形成小气道的管腔狭窄、扭曲、闭塞。

六、肺的组织结构

肺的表面包有浆膜,即为胸膜的脏层,故也称肺胸膜,它是由一薄层疏松结缔组织和覆盖在表面的一层间皮所组成。浆膜深部的结缔组织,含有大量的弹性纤维,深入肺实质,内含血管、淋巴管和神经纤维,构成了肺间质的部分。

(一)肺的传导部

肺的传导部为气体出入的通道,没有呼吸功能,包括肺内各级小支气管,直至终末细支气管,其组织结构,基本和支气管相似;但随着管径的变小,上皮渐薄,杯状细胞和腺体也逐渐减少,外膜中的软骨片也变小且少;而黏膜深部的平滑肌却相对地逐渐增多。所以,支气管的结构在 11 级以下有明显的改变。直径小于 1mm

的细支气管及终末细支气管（12～16级），其黏膜上皮变为单层柱状纤毛上皮或立方上皮，没有杯状细胞，腺体和软骨已不存在，而平滑肌则形成一层完整的螺旋状肌层，管壁呈现很多纵行皱襞，向管壁内凸伸；所以细支气管及终末细支气管在生理上有控制进入肺泡内气流量的作用，同时在通气时，常可产生一定阻力，尤其是在呼气时，因管腔被动地变窄或塌陷闭合，使呼气时阻力增大；因此当细支气管炎或支气管平滑肌痉挛（例如支气管哮喘）时，就可造成呼气性的通气障碍。但由于细支气管的分支数目明显增多，例如一个细支气管可分成 18 个最后一级终末细支气管，因此总截面积大增。气管截面积约 5cm²，而呼吸道末端总截面积达1000cm²，较气管增加 200 倍。由此，不难理解在生理上直径小于 2mm 的小气道阻力，仅占呼吸道阻力的 1/10。

根据 Weibel 等的实际测量和观察，认为从气管向下逐级分支时，一般是一分为二，每分一支，其总面积比一级要大 20%。

（二）肺的呼吸部

包括呼吸性细支气管、肺泡管、肺泡囊和肺泡等结构，各段均有肺泡，故能够进行气体交换。

1.呼吸性细支气管

管壁的结构与终末细支气管类似，但上皮变化较大。管壁为单层柱状或立方上皮；在接近肺泡的管壁，上皮移行为单层扁平上皮。上皮下有薄层的固有膜结缔组织，其中富有弹性纤维，并混有散在的平滑肌细胞。由于上皮细胞无纤毛，其抵抗力较他处为弱，且管壁薄，故当发生炎症时，常常波及全层。

2.肺泡管

长而变曲，末端与肺泡囊相连。肺泡管的管壁布满肺泡，因此，管壁极不完整。

3.肺泡囊

是由肺泡围成的囊状结构。

4.肺泡

肺泡是气体交换和一些激素、介质的产生与代谢的场所。估计成人肺每侧约有 3 亿个肺泡。肺泡为多面形薄壁囊泡；在充气时，平均直径约为 0.20～0.25mm。肺泡的大小在全肺并不一致；由于重力作用，在肺下部者偏小，在上部者偏大；故正常人，肺各部的气体分布并不均匀。肺的总肺泡表面积约为 80m²（40～120m²）。肺泡表面被有单层的肺泡上皮，称为肺泡膜；肺泡的一面与肺泡囊、肺泡管或呼吸性细支气管相通，其他各面则与相邻肺泡彼此紧密连接。它们的连接部即为肺泡隔（或肺泡壁），隔内有丰富的毛细血管网及大量的弹力纤维、胶原纤维，纤维交织成网,其间的腔隙即肺泡间隙腔。隔内有巨噬细胞,故又称隔细胞。丰富的毛细血管包绕肺泡上皮外围,它们的接触面积,约为 $70m^2$。肺泡壁上有小孔,叫肺泡孔或 Kohn 孔,呈圆形、卵圆形或不规则裂隙状,直径约 $10\mu m$,经此孔与邻近肺泡相沟通,建立侧支通气,从而平衡相邻肺泡内的压力,防止支气管受阻塞后肺小叶不张。远端细支气管与肺泡之间有短的上皮细胞覆盖的小交通管道,直径约 $20\sim30\mu m$,称为细支气管-肺泡交通支或 LambeIt 管道,它提供了肺泡的通气途径,对维持侧支通气起重要作用。

(1)肺泡上皮细胞主要有两种类型。一种为扁平上皮细胞,又称Ⅰ型肺泡上皮细胞;另一种为立方上皮细胞,又称Ⅱ型肺泡上皮细胞。

Ⅰ型肺泡上皮细胞,又称膜样肺泡细胞,或小肺泡细胞,其胞浆薄;在无核部分,该细胞的厚度只有 $0.1\sim0.2\mu m$,有利于气体弥散。该细胞所占面积大,肺泡表面的95%由Ⅰ型上皮细胞覆盖;因此,Ⅰ型上皮细胞就成为气-血之间(肺泡腔与血管腔之间)、气-液之间(肺泡与间质腔之间)的主要屏障;由于它专司气体的弥散,故又名气体交换细胞。上皮细胞间的连结是连续的,即相邻上皮细胞的胞膜外层衔接在一起,将细胞间隙封闭,故不发生渗透。实验证明,即使肺泡间质腔内的压力超过正常几倍,液体也不能渗入到肺泡腔内。但是Ⅰ型上皮细胞对某些损伤因素最为敏感,因此当吸入毒性气体或重症肺炎等情况下,Ⅰ型上皮细胞受损或脱落,屏障遭到破坏,导致间质腔内的液体和细胞成分渗漏进入肺泡腔,肺泡腔内的病原体或有害物质亦可因此进入到间质腔。Ⅰ型上皮细胞是已分化完全的细胞,无分裂增殖能力。因此,当Ⅰ型上皮细胞需要更新补充时,由Ⅱ型上皮细胞通过分裂、增殖、变薄,成为Ⅰ型上皮细胞。

Ⅱ型肺泡上皮细胞,又称间隔细胞,它分布在多面形肺泡的夹角处,故又名角细胞,较Ⅰ型细胞稍大,也称大肺泡细胞;它仅占肺泡表面的一小部分,大部分都被邻近的Ⅰ型细胞所遮盖。Ⅱ型上皮细胞内含许多致密的卵圆形的分泌颗粒,可排泌一种卵磷脂和神经磷脂等蛋白类醣复合质,即肺泡表面活性物质,故Ⅱ型上皮细胞又称颗粒分泌细胞。肺泡表面活性物质排入到肺泡后,在腔面形成一层液膜,也称肺泡内液,厚约 $0.2\sim0.4\mu m$,它可降低肺泡的表面张力(降低原来的 $1/7\sim1/14$),故肺泡表面活性物质又称减张物质,它的代谢很活跃,不断自Ⅱ型上皮细胞分泌产物,不断破坏,半衰期约为14小时。

肺泡表面活性物质的功能是降低肺泡表面张力,维持肺泡均匀稳定,防止肺泡萎缩。正常人的肺泡大小不等。根据 Laplace 定律,肺泡内的压力(p)与肺泡半径(R)成反比,与肺泡表面张力(T)(即肺泡的回缩力)成正比,$p=2T/R$。如果肺泡里面没有肺泡表面活性物质,就无改变肺泡表面张力的功能。那么两个相邻而大小不等的肺泡,由于肺泡表面张力不变,半径小的肺泡,其内压(p)必定大于大肺泡的内压,使空气从小肺泡向大肺泡流动,最后导致小肺泡萎陷和大肺泡过度膨胀,或出现肺不张。临床上常见的呼吸窘迫症(成人或新生儿)和重症肺炎患者出现呼吸迫促等症状,主要是由于肺泡表面活性物质的减少或缺如。正常人肺泡里面由于有肺泡表面活性物质的存在,就可避免出现上述情况。例如吸气时,肺泡增大,位于肺泡里面的肺泡表面活性物质随着肺泡表面积的扩大,其单位面积内的浓度也随之降低,于是肺泡表面张力(肺泡收缩力)增高,使肺泡不致过度膨胀;反之,当肺缩小时(如呼气),肺泡表面活性物质随着肺泡表面积的缩小而其浓度增加,结果肺泡表面张力变小,甚至到呼气末期,肺泡表面张力接近于零,这样使肺泡不致过度回缩,使肺泡保持相对的稳定和均衡。

(2)肺泡-毛细血管膜肺泡上皮的外围包绕着丰富的毛细血管网,在光学显微镜下,肺泡-毛细血管相互接触,构成一薄膜层,称为肺泡-毛细血管膜,简称呼吸膜,又称气-血屏障,平均厚度约 $0.2\sim1\mu m$。可是在电镜下,肺泡-毛细血管膜显示厚薄不均匀,可分为薄区和厚区。在薄区,肺泡上皮细胞(主要是Ⅰ型上皮细胞)的基底膜与毛细血管内皮细胞的基底膜基本上融合在一起。在厚区肺泡腔内的气体与毛细血管内的气体进行交换时,必须通过:①肺泡内壁的液层(由肺泡表面活性物质形成);②肺泡上皮;③肺泡上皮的基膜;④结缔组织(内有淋巴管、血管、神经纤维等);⑤毛细血管内支;⑥毛细血管基膜。气体交换主要通过薄区来完成。厚区的气体弥散功能必然不如薄区,但也是空气内有害颗粒物质进入间质腔内,和毛细血管内水分及各种物质渗出的屏障。凡肺泡-毛细血管膜增厚的病变,均可影响气体的弥散功能(例如肺泡细胞癌、尘肺、肺硬皮病等)。此外,由于肺泡面积的减少和毛细血管床数量的减少及其功能的减退(例如阻塞性肺气肿、肺心病、肺栓塞等),也可影响气体的弥散,导致换气功能障碍。

(3)肺泡隔的结缔组织:肺泡隔(肺泡壁)的结缔组织有弹性纤维、胶原纤维和蛋白多糖等交织呈网状结构,构成肺泡的骨架。此结缔组织网与肺泡管、呼吸性细支气管内的结缔组织相连续。因此,当肺气肿时,肺泡壁的断裂往往引起细支气管的变形甚至扭曲、闭塞。反之,当肺纤维化时,肺泡隔的结缔组织增生、纤维化,在细支气管周围也同样出现纤维化。肺泡隔内的弹性纤维的回缩,使肺泡缩小,排出空气。由此可见,肺泡的弹性是气体交换不可缺少的条件。慢性支气管炎或哮喘时由于呼气性通气困难,肺泡长期处于膨胀状态,肺泡的弹性纤维逐渐失去弹性并遭到破坏,形成肺气肿。

肺泡隔内的结缔组织细胞含有肌纤维母细胞、肺泡巨噬细胞和肥大细胞等。

第二节　呼吸生理

一、肺容量

肺容量是指肺内容纳的气量,是呼吸道与肺泡总的容量,随着呼吸运动而发生变化。潮气量、补吸气量、补呼气量和残气量四个基础容积互不重叠,由其中两个或两个以上基础容积构成了四个肺容量,即深吸气量、肺活量、功能残气量和肺总量。

(一)潮气量(TV)

潮气量是指在平静呼吸时,每次吸入或呼出的气量。

正常人潮气量 400～500ml(10ml/kg)。平静潮气量约 75％源于膈肌的力量,25％源于胸廓肋间肌的收缩。潮气量受性别、年龄、体表面积、机体代谢情况、呼吸习惯、运动锻炼与情绪等,因素的影响,并与延髓呼吸中枢的调节有关。潮气量与呼吸频率决定了每分钟通气量,潮气量减小,就要求呼吸频率加快以保证通气量的正常。

(二)深吸气量(IC)和补吸气量(IRV)

补吸气量是指在平静吸气后,用力吸气所能吸入的最大气量。深吸气量是指在平静呼吸气后,做最大吸气所能吸入的气量,由潮气量和补吸气量组成。

补吸气量与深吸气量反映了肺和胸廓在静态时的最大膨胀度,与吸气肌力量大小、胸肺弹性和气道的通畅程度等均有关。正常人深吸气量占肺活量的 75％左右,是肺活量和最大通气量的主要成分,只有足够的深吸气量方能保证肺活量和最大通气量的正常。补吸气量与深吸气量降低可见于限制性通气功能障碍或阻塞性通气障碍平静呼吸基线提高。

(三)补呼气量(ERV)

补呼气量是指在平静呼气后,用力呼气所能呼出的最大气量。补呼气量反映了呼气肌的力量,并与体位明显相关。在仰卧位,由于膈肌上抬、肺血容量增加,可使补呼气量较立位时明显减少。肥胖、妊娠、腹水等均可引起补呼气量的降低。阻塞性通气功能障碍患者,由于细支气管在呼气相提前关闭,使气道陷闭,补呼气量也降低。

（四）肺活量（VC）

肺活量是指深吸气后最大呼气所能呼出的气量。由深吸气量和补呼气量组成。年龄、性别、身高、体重、胸廓结构、呼吸肌强度、职业和体力锻炼等因素都可影响肺活量，因此，肺活量的个体差异性较大，在临床判断时必须以实测值占预计值的百分比作为衡量指标。分级标准：

肺活量占预计值百分比≥80%——正常

60%～79%——轻度降低

40%～59%——中度降低

＜40%——重度降低

引起肺活量降低的常见疾病有：

1.肺组织损害

弥漫性肺间质纤维化、肺炎、肺水肿、肺不张、肺泡细胞癌以及肺叶切除术后等。

2.胸廓或肺活动受限

胸廓畸形、胸廓改形术后、渗出性胸膜炎、广泛胸膜增厚、气胸、膈疝、膈神经麻痹、腹水、气腹、腹部巨大肿瘤以及神经肌肉疾患等。

3.气道阻塞

支气管哮喘、慢性阻塞性肺疾病等。

前二类属于限制性通气功能障碍，肺活量下降比较显著，肺活量的受损程度反映了限制的程度；后一类属于阻塞性通气功能障碍，在早期肺活量表现为正常，随着病情加重，呼气相细支气管不断提前关闭，气体滞留增加，补呼气量逐渐降低，加之吸气肌力量也减低，使补吸气量减少，从而导致肺活量逐渐降低。由于肺活量下降程度与气道阻塞的程度并不完全相一致，故不以肺活量的大小来衡量气道阻塞程度。

（五）功能残气量（FRC）和残气量（RV）

残气量是指在深呼气后肺内剩余的气量。功能残气量是指在平静呼气后肺内所含的气量，由补呼气量和残气量组成。

残气量与功能残气量生理意义相同，反映了肺泡静态膨胀度，具有稳定肺泡气体分压的作用，减少了通气间歇对肺泡内气体分压的影响。限制性疾患残气量与功能残气量减少，阻塞性疾病则增高。

1.由病理变化引起残气量与功能残气量减少见于下列情况：

（1）肺组织损害：肺炎、肺间质纤维化、肺不张、肺部巨大占位性病变、肺水肿、肺叶切除等。

(2)胸廓或肺限制性疾患:胸廓畸形、腹腔病变(大量腹水、腹部巨大肿瘤)、肥胖、气胸、胸腔积液、广泛胸膜增厚等。

2.由病理变化引起功能残气量增加见于下列情况:

(1)肺弹性减退:如肺气肿。

(2)气道阻塞:如支气管哮喘、慢性阻塞性肺疾病。

残气量与功能残气量过大或过小,都将减低换气功能。若两者过大,则吸入新鲜空气被肺内过量的功能残气稀释,造成肺泡气氧分压降低,二氧化碳分压增高;若两者减少,肺泡内氧和二氧化碳浓度随呼吸周期的波动变大,在呼气时肺泡内没有充分的气体继续与肺循环血流进行气体交换,因而形成静动脉分流。

(六)肺总量(TLC)

肺总量是指在深吸气后肺内所含的总气量。由肺活量和残气量组成,或者说由深吸气量和功能残气量组成。

肺部或胸廓限制性疾病如肺浸润性病变、肺不张、肺水肿、肺间质纤维化、气胸、胸腔积液以及神经肌肉疾病都可导致肺总量减少;阻塞性疾病如支气管哮喘、肺气肿等肺活量正常或降低,但残气量增高,因此肺总量增加。临床上经常用残气量占肺总量百分比(RV/TLC%)这一指标来判断有无肺气肿及肺气肿的程度。但在判断时必须将 RV 绝对值的增加和 RV/TLC% 的增高相结合,并参考病史资料和其他肺功能检查结果进行综合考虑。还值得注意的是,TLC 和 RV/TLC% 随年龄的增长而增大。

二、通气功能

通气是指肺泡气体与外环境进行气体交换的过程。通气功能的正常,有赖于肺和胸廓规律性的扩张和收缩,有赖于呼吸肌的节律性舒缩,有赖于呼吸中枢的调节作用。

(一)通气动力

吸气时,肺脏随着胸廓的扩张而被动扩张,使肺泡内压低于大气压,空气流进肺脏;呼气时,胸廓和肺脏缩小,肺泡内压高于大气压,空气呼出体外。这样一吸一呼就产生了通气。而这一切源于呼吸肌的节律性收缩与舒张,因此可以说,呼吸肌产生的呼吸运动是肺通气的动力。

1.呼吸肌

呼吸肌是肺通气功能的动力泵。与普通骨骼肌一样,呼吸肌含有红肌纤维(又称慢收缩抗疲劳纤维,即Ⅰ类纤维)和白肌纤维(又称快收缩纤维,即Ⅱ类纤维),快收缩纤维又分为快收缩耐疲劳纤维(ⅡA纤维)和快收缩快疲劳纤维(Ⅱ13纤维),在膈肌,Ⅱ类纤维占50%,ⅡA类纤维和ⅡB类纤维各占25%;并都遵循初长-张力关系、力量-速度关系与刺激频率-力量关系。

在一定范围内,呼吸肌纤维的初长度与产生的张力呈正比,只有处于最适初长度,才能产生最大收缩力,如在残气位,吸气肌肉处于最佳初长状态,所产生的吸气力量最大;在肺总量位,呼气肌肉处于最佳初长状态,所产生的呼气力量最大。力量-速度关系曲线反映了呼吸肌收缩速度与产生的力量呈正比。频率-力量关系曲线表示在高频电刺激时呼吸肌产生的张力较低频电刺激时产生的张力大。因此,呼吸肌力与肌纤维初长度、收缩速度和刺激频率都有关系,而且与呼吸肌肉的整体协调性也有关。若呼吸肌肉疲劳,会造成泵衰竭,从而导致通气衰竭。

呼吸肌由膈肌、肋间外肌、肋间内肌和辅助呼吸肌组成。

(1)膈肌:膈肌主要受起源于颈3～5脊髓后角的膈神经所支配。

膈肌舒缩运动在通气过程中起着十分重要的作用,60%～80%的吸气力量来源于膈肌的收缩。平静吸气时膈肌收缩,向下移位1～3cm,以扩大胸腔;呼气时膈肌则舒张、升高,以缩小胸腔,排出气体。当强烈呼吸时,膈肌上下移动幅度可达7～10cm。膈肌的收缩效能与膈肌的形状有关,在相同的收缩强度状态下,膈肌弧形越明显,其产生压力就越大,吸气就越有效;当膈肌完全平坦,则其收缩不仅不会引起膈肌下降,还会使胸廓下缘肋间内陷(即Hoover征)和形成矛盾呼吸。

(2)肋间外肌:肋间外肌受肋间神经支配。

吸气时肌纤维收缩,对下一肋形成旋转力矩,使肋骨上抬。

(3)肋间内肌:当吸气时,软骨间的肋间内肌收缩,将肋骨向前向上抬起;当呼气时,硬骨间的肋间内肌收缩,使上面的肋骨向下一肋骨靠近,肋骨下降。

(4)辅助呼吸肌:当通气需求增加时,或在呼吸困难时,辅助呼吸肌可协助常规呼吸肌收缩以增强呼吸力度。附着在肩胛、颈或脊柱上的肌肉,如斜方肌、胸锁乳突肌、胸大肌和胸小肌等,都能在一定程度上抬起肋骨,起到辅助吸气肌的作用,其中以斜方肌和胸锁乳突肌辅助吸气作用为最强。腹壁肌在剧烈运动或呼气困难时,可将肋骨往下拉,并增加腹内正压,以辅助呼气。

2.呼吸中枢

呼吸肌节律性舒缩的正常进行受呼吸中枢的控制与调节。主要表现在大脑皮质对呼吸动作的控制与调节以及脑干呼吸中枢对自主呼吸节律的控制与调节。

(1)大脑皮质:大脑皮质能控制呼吸频率、节律和幅度,如人能通过主观意志屏气、唱歌、谈话等,还能建立呼吸条件反射。控制随意呼吸的冲动由大脑皮质的运动区与运动前区发出,经由皮质脊髓束下传。

(2)皮质下呼吸中枢:在中枢神经系统中产生和调节呼吸运动的神经细胞群,称为呼吸中枢。

1)延髓:呼吸的基本节律由延髓控制。分布在孤束核的吸气神经元放电产生吸气;分布在疑核、后疑核的呼气神经元放电产生呼气。

2)脑桥:在脑桥的头端背侧部为呼吸调整中枢,促使吸气向呼气转化;在脑桥的网状巨细胞核处为长吸中枢,促进呼气向吸气转化。呼吸调整中枢与长吸中枢的作用使呼吸节律更加完善。

(3)脊髓:脊髓为呼吸中枢与呼吸肌之间的神经联系的通路,从中枢发出的运动神经纤维全在髓白质中下行,直至脊髓的运动神经元并支配呼吸肌。由大脑皮质脊髓束下传的随意控制系统与由脑干部下传的不随意控制系统的传导通路是分开的。

3.呼吸的神经反射调节

呼吸的神经反射过程包括感受器、传入神经、中枢、传出神经和效应器五部分,冷、热、光、声、疼痛以及肌肉关节的本体感受性刺激等都能通过感受器传入冲动,引起呼吸的变化。常见的呼吸神经反射有:

(1)呼吸肌的本体感受性反射:呼吸肌的本体感受性反射是指呼吸肌本体感受器传入冲动而引起的反射性呼吸变化。肋间肌和膈肌都含有大量的肌纤维,还有少量肌梭,肌梭内含有本体感受器。当肌纤维受牵拉时,肌梭感受器产生冲动,由脊神经背根传至神经中枢后,通过脊髓前角 γ 运动神经元传达至肌梭;与此同时,通过脊髓前角 α 运动神经元传达冲动至肌纤维引起收缩。当气道阻力增加时,呼吸肌负荷增大,刺激肌梭感受器发出更强的冲动,最终导致呼吸肌收缩力增强,以克服增加的气道阻力。

(2)肺牵张反射(即黑伯反射):肺牵张反射指肺扩张或缩小而引起的呼吸反射。当吸气引起肺脏充气扩张时,位于支气管和细支气管的肺牵张感受器兴奋,将冲动沿迷走神经传入纤维传入延髓呼吸中枢,兴奋 Ⅰβ 神经元,抑制 Ⅰα 神经元,从而促使吸气转换为呼气。当呼气引起肺脏缩小时。肺牵张感受器所受的刺激减弱,使传入冲动减少,解除对吸气中枢的抑制,从而呼吸中枢再次兴奋,产生吸气。由此可见,肺牵张反射是一种负反馈调节机制。能协同脑桥呼吸中枢,调节呼吸的频率与深度,完善呼吸节律。

在正常情况下,肺牵张反射作用较弱。若发生肺充血、肺水肿等使肺组织受到损害时,肺的顺应性下降,对气道产生较大的机械性牵拉,使肺牵张感受器兴奋增强,发出更强的冲动,抑制吸气的深度,从而使呼吸变得浅快。

(3)防御性呼吸反射:常见的防御性呼吸反射有:咳嗽反射、喷嚏反射与反射性呼吸暂停。

呼吸道黏膜上皮内的感受器在机械性或化学性刺激下,沿迷走神经将兴奋传入延髓后,经传出神经将冲动传至声门及呼吸肌,从而引起咳嗽反射,其中,喉、气管、隆突和支气管对机械性刺激较为敏感,而二级支气管以下的部位对化学性刺激比较欠敏感。

鼻黏膜上感受器受到刺激后冲动沿着三叉神经传入脑干呼吸中枢,使悬雍垂(腭垂)下降,舌根压向软腭,使气流从鼻腔冲出,从而清除鼻腔中的刺激物。该过程称为喷嚏反射。

反射性呼吸暂停是指吸入冷空气或吸入氨等刺激性化学性气体后,刺激呼吸道黏膜内的感受器,反射性地导致声门关闭与支气管平滑肌收缩所引起的呼吸暂停。

4.呼吸的化学性调节

当动脉血 PaO_2、$PaCO_2$ 和 pH 值发生改变时,可通过刺激外周化学感受器或中枢化学感受器调节通气,从而恢复 PaO_2、$PaCO_2$ 和 pH 值的相对稳定,这一反馈机制即称为呼吸的化学性调节。

(1)中枢性化学感受器:中枢性化学感受器位于延髓表面的腹外侧,当 $PaCO_2$ 升高时,可刺激中枢化学感受器增强通气,但当 $PaCO_2$ 进一步增高时则呈现中枢性的呼吸抑制。中枢性化学感受器对脑脊液中 H^+ 浓度的改变更为敏感,当 $PaCO_2$ 增高时,CO_2 通过血脑屏障进入脑脊液,与水结合后,使脑脊液中 H^+ 浓度增加,刺激中枢性化学感受器,从而使呼吸加深、变快。

(2)周围性化学感受器:周围性化学感受器位于颈动脉体和主动脉体。颈动脉体在颈总动脉和颈内外动脉的分叉处,主动脉体则是分布于颈总动脉、左右锁骨下动脉、主动脉和肺动脉之间的分散的细胞群。当 $PaCO_2$ 升高时,可刺激颈动脉体或主动脉体,传入延髓呼吸中枢,引起呼吸的增强。血液中 H^+ 浓度升高,也可兴奋颈动脉体化学感受器,引起呼吸加强。PaO_2 对通气的调节主要通过刺激周围性化学感受器而发生作用,并且只有在 PaO_2 低于 60mmHg 时,才能增加通气量。

(二)通气阻力

呼吸系统阻力根据部位可分为气道阻力、肺组织阻力和胸廓阻力,气道阻力和肺组织阻力合称肺阻力,肺阻力和胸廓阻力合称呼吸总阻力。根据物理特性可分为弹性阻力、黏性阻力和惯性阻力,三者合称呼吸总阻抗。

在呼吸运动时,呼吸肌做功的 70％左右消耗在肺与胸廓变化所产生的弹性阻力上,约 30％消耗在非弹性阻力上。非弹性阻力中 80％～90％属于气道黏性阻力,惯性阻力与肺组织等的黏性阻力则比较小。

1.肺和胸廓的弹性阻力

肺和胸廓都属于弹性组织。在功能残气位(相当于肺总量的 40％左右),胸廓的弹性回缩力使胸廓向外扩张而产生肺泡内负压,肺的弹性回缩力则使肺向内收缩而产生肺泡内正压,两者作用方向相反,力量正好相等,故处于平衡状态。在功能残气位开始吸气后,肺弹性回缩力所产生的肺泡内正压逐渐增大,而胸壁弹性扩张所产生的肺泡内负压却逐渐减小;当吸气量达到肺总量的 67％时,胸廓的弹性处于自然中间位置;当吸气量超过肺总量的 67％时,胸廓弹性回缩力方向与肺相同,共同构成了肺扩张的阻力。在功能残气位开始呼气时,胸壁弹性扩张所产生的肺泡内负压逐渐增大,而肺弹性回缩力所产生的肺泡内正压逐渐减小。

(1)肺泡表面张力:肺泡表面张力是决定肺弹性阻力的主要因素,在低肺容量时尤显重要。它由肺泡内的气体与肺泡表面的一层液体所形成。肺泡表面张力有使肺泡萎缩的趋向,但由Ⅱ型肺泡上皮细胞产生的表面活性物质(其主要成分为双棕榈酰磷脂酰胆碱),能降低肺泡表面张力,防止肺泡在呼气期塌陷。

根据 Laplace 定律,肺泡回缩力与肺泡半径成反比,因此,肺泡内径愈小,肺泡收缩力愈强。在肺泡表面活性物质总量不变的前提下,当肺容量增大时,单位面积的表面活性物质含量相对减少,导致肺泡表面张力增大,肺泡回缩力也随之增大,因而,在吸气时肺泡就不至于过度膨胀;当肺容量变小,肺泡体积缩小时,单位面积的表面活性物质含量相对增高,导致肺泡表面张力变小,肺泡回缩力也就减小,由此,在呼气时肺泡就不至于过度塌陷。从而维持了肺泡的稳定性,使吸入气在肺内分布较为均匀。

(2)顺应性:顺应性是指在外力作用下弹性组织的可扩张性。它是弹性阻力的倒数,弹性阻力大,组织不易扩张,顺应性就小;弹性阻力小,组织容易扩张,顺应性就大。故临床上通过测定肺顺应性来间接反映弹性阻力大小。顺应性可用单位压力改变时所引起的单位容积变化来表示。公式表达如下:

$$顺应性(C) = \frac{容积改变(\Delta V)}{压力改变(\Delta P)} L/cmH_2O$$

肺和胸廓的顺应性表达公式如下:

$$肺顺应性(C_L) = \frac{肺容积改变(\Delta V)}{经肺压}$$

$$胸壁顺应性（C_{CW}）= \frac{肺容积改变（\Delta V）}{经胸壁压}$$

$$总顺应性（C_{RS}）= \frac{肺容积改变（\Delta V）}{经胸廓压}$$

由于经胸廓压＝经肺压＋经胸壁压

故可推算出：

$$\frac{1}{C_R} = \frac{1}{C_L} + \frac{1}{C_{CW}}$$

其中，经肺压是指使肺脏扩张和收缩的压力，相当于肺泡内压与胸膜腔内压的差值。经胸壁压是指胸壁扩张或压缩的压力，相当于胸腔内压与胸壁外大气压的差值，铁肺呼吸器就是利用经胸壁压作为机械呼吸的动力。经胸廓压是指胸壁和肺脏扩张和压缩的总压力，相当于肺泡与胸廓外大气压的差值。

肺顺应性可分为静态顺应性和动态顺应性。静态顺应性是指在呼吸周期中，暂时阻断气流所测定的顺应性，反映了肺组织的弹性阻力。动态顺应性是指在呼吸周期中，气流不断阻断所测定的顺应性，反映肺的弹性阻力同时受到气道阻力的影响。顺应性的频率依赖性，可以反映小气道功能情况。

肺间质纤维化、肺水肿、肺不张和肺泡表面活性物质减少如呼吸窘迫综合征等都可引起肺顺应性下降，表现为吸气困难；肺气肿患者肺顺应性增大。

正常成年人胸廓顺应性常数与肺顺应性相同，约 $0.22L/cmH_2O$。临床上由胸廓弹性阻力增高引起的肺通气功能障碍极为少见。

在机械通气中，使肺胸顺应性达到最大时的 PEEP 为最佳 PEEP，故可通过测定肺胸顺应性选择最佳 PEEP 水平。

2.气道阻力

气道阻力是指气流通过气道时的摩擦阻力，是单位流量所需要的压力差。即：

$$气道压力 = \frac{气道外口压（PaO）-肺泡压（Palv）}{流量}[cmH_2O/(L \cdot s)]$$

气道阻力与气道内径、气道长度、气流速度、气流形式和气体物理特性等都有关系。

呼吸气流有层流和涡流两种形式，两者可同时存在，形成混合型气流。而呼吸气流的形式主要取决于涡流系数（NR）

$$NR = \frac{2\rho V}{\pi \mu r}$$

公式中 ρ 为气体质量，V 流量，μ 为气体黏度系数，r 为半径。该公式表明 NR

大小与气体质量、流量成正比,与气体黏度系数、气道半径成反比。当 NR<2000 时为层流;NR>2000 时,开始形成涡流。在层流情况下,气体在半径为 r,长度为 1 的气道中流动规律可用下式表达:

$$\Delta P = \frac{8\mu l}{\pi r^4} V$$

公式中 ΔP 为气道两端的压力差,即在流量固定的情况下,气道阻力($\Delta P/V$)与气体的黏度、气道的长度成正比,与管道半径的四次方成反比,当半径缩小一半时,气道阻力增大 16 倍。

在涡流情况下,$\Delta P = \dfrac{K\rho l}{\pi r^2} V^2$

公式中 K 为常数,ρ 为气体质量。涡流时气道阻力与气体质量有关,而气体黏度无关。

在正常情况下,在大气道中,气流速度较快,易形成涡流;在周围小气道,总横截面积很大,流量小,易形成层流;在支气管分叉部位,则为层流和涡流混合存在。

正常人气道阻力在呼气时略高于吸气,吸气时气道阻力约 $1.23cmH_2O/(L \cdot s)$,呼气时气道阻力约 $1.27cmH_2O/(L \cdot s)$。

气道阻力增大常见于:

(1)支气管哮喘、慢性支气管炎、肺气肿和气道肿瘤等阻塞性病变。

(2)其他:气管内插管或气管切开导管过细过长或管道内有痰液、血块等阻塞。

3.惯性阻力

惯性阻力是指气流在发动、变速和转向时由气流和组织惯性产生的阻止运动的因素。在平静呼吸状态,由于呼吸频率低、气流缓慢,惯性阻力较小,故可忽略不计。

(三)肺通气功能的测定

通气功能的测定包括每分钟通气量、肺泡通气量、最大通气量以及时间肺活量等项目。

1.每分通气量

每分通气量(V_E)是指每分钟吸出或吸入的气量,即潮气量与呼吸频率的乘积。

正常人在静息状态时每分钟通气量正常值为 5~8L,男性约 6.6L,女性约 5.0L。肺的通气储备功能极大,许多肺部疾病患者肺功能已明显受损,但在静息状态下每分通气量仍无明显变化,只有通气功能严重受损或通气调节障碍时,每分通气量才会发生改变。观察每分钟通气时的图形具有一定的临床意义,一般来说,限制性肺疾病患者表现为浅快呼吸;而阻塞性肺疾病则呼吸相对深缓,但在发作期呼吸也会变得浅快。

2.肺泡通气量

在静息状态下到达肺泡进行有效气体交换的每分钟通气量称为肺泡通气量(V_A);另一部分停留在传导气道,如口腔、鼻腔、气管、支气管等的气量,属于无效通气量,称为解剖死腔。另外,尽管进入肺泡,但由于肺泡血流不足,仍不能进行有效的气体交换的气量,称为肺泡死腔。解剖死腔与肺泡死腔总称为生理无效腔(V_D)。因此肺泡通气量等于每分钟通气量(V_T)减去生理无效腔通气量,即

$$V_A=(V_T-V_D)\times RR$$

肺泡通气量的大小因人而异,一般为 $3\sim5.5L$。正常无效腔量/潮气量比值为 $0.13\sim0.40$。

肺泡通气量反映了真正有效的通气量。每分钟通气量降低或者死腔比例增加都可导致肺泡通气量不足,从而使肺泡氧分压降低,二氧化碳分压增高。呼吸中枢疾病(如延髓病变)、呼吸中枢受抑制(麻醉剂过量)、神经肌肉疾病(脊髓灰质炎、重症肌无力、格林巴利综合征)、胸廓或骨骼畸形(如胸部手术、肋骨骨折、脊柱后侧弯等)以及气道阻力增高(如慢性阻塞性肺疾病、哮喘发作等),均可导致肺泡通气量降低。

如 V_T 为 500ml,每分钟呼吸次数为 12 次,则 $V_E=6000ml$,假定 V_D 为 150ml,$V_A=(500-150)\times12=4200ml$;如 V_T 为 250ml,每分钟呼吸次数为 24 次,则 V_E 同样为 6000ml,而 $V_A=(250-150)\times24=2400ml$。由此可见,当每分钟通气量固定不变时,深慢呼吸的死腔比例较浅速呼吸为小。因此潮气量大。呼吸频率小,对提高肺泡通气量有利。

3.最大通气量

最大通气量(MVV)是指在单位时间内以最深最快的呼吸所得到的最大通气量。通常以每分钟计算。

最大通气量与肺容量、气道阻力、胸肺顺应性以及呼吸肌力都有关。正常人最大通气量应≥预计值的 80%。最大通气量占预计值的 60%~79% 为轻度降低;40%~59% 为中度降低;<40% 为重度降低。

支气管哮喘或慢性阻塞性肺疾病等引起的气道阻力增加、胸廓畸形或神经肌肉病变、肺组织病变等都可导致最大通气量降低。

4.时间肺活量

时间肺活量(FVC)是指深吸气至肺总量位,然后用力快速呼气直至残气位,所测得肺活量称为用力肺活量,同时测定1,2,3秒时间内呼出的气量,并分别称为第一秒用力呼气量(FEV_1)、第二秒用力呼气量(FEV_2)、第三秒用力呼气量(FEV_3)。FEV_1/FVC称为第一秒用力呼气率。

正常人FVC与VC接近,但在阻塞性肺疾病患者用力呼气时由于胸腔内压增高,小气道提早闭合,可导致FVC小于VC。

临床上评价通气功能障碍主要用FEV_1占FVC的百分比(即$FEV_1/FVC\%$)及FEV_1占预计值的百分比($FEV_1\%$),这两项指标,FEV_1绝对值变化的意义则不如前二者。阻塞性疾病$FEV_1/FVC\%$减少,曲线坡度平坦,而限制性病变$FEV_1/FVC\%$正常或增高,曲线陡峭,时间肺活量通常提前完成。两种通气功能障碍将导致$FEV_1\%$值的下降。

气道反应性测定(支气管舒张试验、支气管激发试验)中通常用FEV_1的变化来观察气流阻塞的存在和气流阻塞的可逆程度。

5.峰流速

峰流速是用力呼气时最大的流量(PEF)。

$$PEF\,昼夜波动率 = \frac{日内最高\,PEF - 日内最低\,PEF}{1/2(同日内最高\,PEF + 最低\,PEF)} \times 100\%$$

哮喘患者PEE昼夜波动率往往≥15%,而慢性阻塞性肺疾病一般<15%。通过监测PEF可观察气道阻力变化,有助于对哮喘和慢性阻塞性肺疾病患者及时了解病情变化,判断病情的轻重,观察用药疗效。对于哮喘患者,定时测定PEF能够了解昼夜病情波动,发现问题及时处理,以减少猝死率。

6.通气功能障碍评价

通气功能障碍可分为三种类型,即阻塞性、限制性和混合性。临床上必须结合病史资料与肺功能各项测定指标(主要是肺容量测定及通气功能的测定情况),综合进行分析,方能作出准确评价。

(1)阻塞性通气功能障碍:阻塞性通气功能障碍系指气流受限或气道狭窄所引起的通气障碍。常见于:①上呼吸道疾病:咽喉部肿瘤。②气管和支气管疾病:支气管哮喘、慢性阻塞性肺疾病、气管肿瘤、气管狭窄、闭塞性细支气管炎。③阻塞性肺气肿。

(2)限制性通气功能障碍:限制性通气功能障碍系指肺扩张受限所引起的通气障碍。常见于:①肺间质病变:弥漫性肺间质纤维化、间质性肺炎、肺水肿、矽肺、肺肉芽肿、白血病与淋巴瘤的肺部浸润病变。②肺实质病变：肺肿瘤、肺囊肿，肺不张、大叶性肺炎。③肺叶切除术后。④胸膜病变：胸腔积液、气胸、广泛胸膜肥厚。⑤胸壁病变：胸廓畸形、胸廓改形术后、强直性脊柱炎。⑥神经肌肉病变：脊髓灰质炎、重症肌无力、格林巴利综合征。⑦胸腔外病变：膈疝、气腹、腹水、腹部巨大肿瘤、肥胖症等。

（3）混合性通气功能障碍：混合性通气功能障碍是指气流阻塞与肺扩张受限因素同时存在所引起的通气障碍，可表现为以阻塞为主或以限制为主。上述阻塞性和限制性病变并存时可出现混合性通气功能障碍，还可见于结节病、肺结核、支气管扩张、肺气肿等。

三、肺血流

肺循环是一个低阻低压系统，血流量的分布易受重力、体位、血压、胸膜腔压和肺泡内压等的影响。

重力对血流分布影响较著，在直立位自肺尖向肺底部，肺血流量逐渐增加，肺尖部、肺中部和肺底部血流量分别为 0.6L/min、2.0L/min 和 3.4L/min；在仰卧位时，肺尖部与肺底部的血流量分布相同，但自腹侧至背侧血流递增。运动时由于肺血流量增加，体位的影响几乎消除。

由于肺循环管壁较薄，压力较低，因此，周围组织压力的变化即肺动脉（Pa）、肺静脉压（P_v）和肺泡压（P_A）的变化，也很容易影响血流分布。根据上述压力的影响，通常将肺分成三区。

在Ⅰ区，肺泡内压大于肺动脉压，而肺动脉压大于肺静脉压，因此，无血流通过。

在Ⅱ区，肺动脉压大于肺泡内压，肺泡内压大于静脉压，随着肺动脉压自上而下逐渐升高，肺动脉压-肺泡压逐渐增大，肺血流也逐渐增加。

在Ⅲ区，肺动脉压大于肺静脉压，肺静脉压大于肺泡内压，因此，肺血流更多，并且随着肺动静脉压自上而下的增大而增加。

先天性一侧肺动脉发育不全、肺门肿瘤等可导致一侧肺血流灌注缺损。慢性阻塞性肺疾病则表现为弥漫性血流灌注缺损。二尖瓣狭窄、肺心病由于肺血流分布的上下逆转，表现为肺底部血流反而低于肺上部。

四、换气功能

换气功能是指肺泡与肺毛细血管血液之间 O_2 和 CO_2 的交换，牵涉到气体分布、血流分布、通气/血流比例协调与弥散功能等。

（一）肺通气分布

吸入气进入肺脏，要求比较均匀地分布到每一个肺泡以保证换气功能的正常。

实际上，正常人吸入气体也存在时间上和空间上的分布不均情况。由于重力的影响，胸腔负压呈现区域性差异，如在直立位，从残气位开始吸气，胸腔上部为负压，处于容积-压力曲线的陡直段，而肺底部则为正压，处于容积-压力曲线的平坦段，所以上肺区的肺泡首先充气，而且吸入气量明显大于下肺区；吸气至功能残气位时上下肺均处于容积-压力曲线的陡直段，故上下肺泡同时扩张，在时间和数量上基本同步；至肺总量位时，上肺区的肺组织先进入容积-压力曲线的平坦段而中止充气，而下肺区肺组织继续充气，从而造成吸入气体的不均。从空间上来看，在直立位上肺区肺组织通气量较少，从肺尖至肺底部，通气量逐渐增大。

在病理情况下，由于肺部各区域气道阻力不同或肺组织顺应性不同都可造成吸入气分布不均，而且进一步加重。

（二）通气/血流比例

为维持有效的气体交换，肺泡的通气量与血流量必须保持适当的比例。正常成人在静息状态下，每分钟肺泡通气量（V）约 4L，肺血流量（Q）约 5L，通气/血流比例（V/Q）为 0.8。但由于通气与血流均受重力、体位等的影响，正常人通气/血流比例也存在区域性差异。虽然通气和血流都从肺尖至肺底渐增，但血流量的增加在比例上超过肺通气量的增加，故通气/血流比例从肺尖至肺底呈递减趋势。即肺尖部 V/Q>0.8，而肺底部 V/Q<0.8。另外，V/Q 比例与肺容量变化也有关，在肺容量小时，血流分布较为均匀，在肺总量大时，肺血流量从第二前肋向肺底递增，但在接近肺底时又有所减少而出现一转折点；肺通气的分布却很少受到肺容量变化的影响（但在肺容积小于功能残气量时，因为小气道的闭合而致通气量明显减少）。所以，在肺容量较小时，通气/血流比例的区域性差异相对减少，但在低于功能残气量时通气/血流比例的区域性差异又急剧增加。

通气/血流比例失调将引起死腔增大和静动脉分流增加。如果通气在比例上超过血流，即 V/Q>0.8，则进入肺泡的一部分潮气量不能与肺血流接触进行气体交换，造成死腔量增加；若通气在比例上低于血流，即 V/Q<0.8，流经肺泡周围的混合静脉血得不到气体交换而直接回流至左心房，就会产生静动脉分流效应。通常通过测定死腔量（V_D）、分流量（Q_s/Q_t）和肺泡气-动脉血氧分压差（$P_{A-a}O_2$）来间接反映 V/Q 比例。

$$\frac{V_D}{V_T} = \frac{肺泡气\ CO_2\ 气压-混合呼出气\ CO_2\ 分压}{肺泡气\ CO_2\ 分压-呼入气\ CO_2\ 分压}$$

$$\frac{Q_s}{Q_t} = \frac{0.0031\times(P_AO_2-P_aO_2)}{0.0031\times(P_AO_2-P_aO_2)+5}$$

其中，V_D 为生理无效腔气量，Q_s 为静脉分流量，Q_t 为心排出量，P_aO_2 为肺泡气氧分压，P_aO_2 为动脉血氧分压。

肺泡气-动脉血氧分压差（$P_{A-a}O_2$）的测定有吸空气法和吸纯氧法。

吸空气时 $P_{A-a}O_2(0.21)$ 计算公式为：

$$P_{A-a}O_2(0.21)=P_AO_2-P_aO_2=\left[(P_B-47)\times20.95\%-\frac{P_aCO_2}{R}\right]-P_aO_2$$

其中：R 为呼吸商。正常青年人 $P_{A-a}O_2(0.21)$ 为 8mmHg，随着年龄的增长，$P_{A-a}O_2(0.21)$ 增高，60 岁以上可达 24mmHg。

吸纯氧时肺泡气-动脉血氧分压差[$P_{A-a}O_2(1.0)$]计算公式为：$P_{A-a}O_2(1.0)=P_AO_2-P_aO_2=\left[(P_B-47)-PACO_2\right]-P_aO_2$

正常人 $P_{A-a}O_2(1.0)$ 为 25~75mmHg

肺血管栓塞、肺血流量减少和肺血管床破坏（如肺气肿）都会导致 V_D/V_T 增大；右至左分流的先天性心脏病、肺动静脉瘘、肺实变、肺不张、慢性支气管炎或支气管扩张时，分流增大。弥散功能减退、通气/血流比例失调和动静脉分流都将导致 $P_{A-a}O_2$ 的增大，故 $P_{A-a}O_2$ 可综合反映换气功能。

V/Q 比例失调常见于：肺血管阻塞，如肺栓塞、肺血栓形成；气道阻塞，如阻塞性肺疾病、痰液潴留；肺扩张障碍，如肺水肿、肺充血、肺不张、肺炎、肺纤维化；肺泡毛细血管网破坏，如阻塞性肺气肿。

（三）弥散功能

弥散功能是指肺泡气和肺毛细血管中气体通过肺泡毛细血管膜时，遵循从高分压向低分压移动的原则进行气体交换的过程。这是一种被动扩散过程。

当气体在肺泡毛细血管膜两侧的分压相差 1mmHg 时，每分钟通过该膜的气体量即为该气体弥散量。通过弥散 O_2 从肺泡进入肺毛细血管，CO_2 从肺毛细血管至肺泡进而排出体外。将气体弥散量除以肺泡容量称为比弥散，比弥散排除了肺容量对弥散量的影响。

1.气体弥散的影响因素

（1）分子量：根据 Graham 定律，在相同温度下，气体的弥散速度与该气体分子量的平方根成反比。以公式表示即为：

$$\frac{O_2 \text{ 的弥散速度}}{CO_2 \text{ 的弥散速度}} = \frac{\sqrt{CO_2 \text{ 分子量}}}{\sqrt{O_2 \text{ 分子量}}} = \frac{\sqrt{44}}{\sqrt{32}} = 1.2$$

即从分子量大小来看，O_2 的弥散速度应该比 CO_2 稍快些。

(2)溶解度：气体在液体中的溶解度（溶解度是指在 37℃、760mmHg 大气压时，在 1ml 水中所能溶解的气体毫升数）是影响气体在液体中弥散的重要因素。根据 Henry 定律，在标准温度和压力下，气体溶于液体中的体积与该气体的溶解度呈正比。CO_2 的溶解度为 0.592，O_2 的溶解度为 0.0_244，因此 CO_2 弥散速度比 O_2 快得多。

综合分子量与溶解度两个因素，O_2 和 CO_2 经过肺泡毛细血管膜弥散率为：

$$\frac{O_2 \text{ 弥散率}}{CO_2 \text{ 弥散率}} = \frac{\sqrt{44}}{\sqrt{32}} \cdot \frac{0.0244}{0.592} = \frac{1}{20.6}$$

即 CO_2 的弥散能力是 O_2 的 20 倍。故临床上一般不存在 CO_2 的弥散功能障碍。

(3)肺泡毛细血管膜两侧气体分压差：膜两侧气体分压是促进气体弥散的动力，它取决于肺泡和毛细血管中 O_2 和 CO_2 分压值。保证这种分压差的因素有吸入气氧分压、肺泡通气量、气体分布和时间常数等。

(4)弥散面积：弥散面积是指通气、血流匹配的有效肺泡面积，并不仅是肺泡膜的解剖面积。通气/血流比例失调都会影响弥散面积。

(5)弥散距离：弥散距离包括肺泡表面活性物质层、肺泡上皮细胞膜、基底膜和毛细血管内皮细胞膜、毛细血管血浆层、红细胞膜、红细胞内血红蛋白。任何因素导致弥散距离增加，都会引起弥散量减少。

2.引起弥散功能障碍的病因

弥散量与肺泡膜有效的弥散面积和弥散距离关系最为有关，任何可引起有效弥散面积减少或使弥散距离增加的疾病都将导致弥散量减少。常见疾病有：

(1)肺组织切除或毁损、肺不张、区域性气道阻塞、区域性毛细血管阻塞如肺栓塞等都将减少有效弥散面积，使弥散量减低。

(2)肺间质纤维化、结节病、肺泡细胞癌、石棉肺、铍中毒、肺水肿，都将导致弥散距离增加，从而使弥散量减少。

弥散量还与肺血容量、血球压积和血红蛋白的浓度有关，肺淤血和红细胞增多症时摄氧量增加，故弥散量增加，贫血患者弥散量减低。

由于弥散量与弥散膜两侧气体分压差相关，增加吸入氧浓度可提高肺泡气氧浓度，增大肺泡肺毛细血管氧分压差，弥散量增加，故由弥散功能障碍引起的低氧血症可通过氧疗纠正。

第二章　呼吸系统危重症诊断

第一节　呼吸系统常规实验室检查

一、血常规和血细胞压积

血常规检查可判断是否有贫血及贫血的类型,白细胞计数和分类可判断有无感染。同时还可以监测血小板数量的变化。

二、尿常规

尿常规可反映肾功能的损害,也能发现药物引起的肾脏损害。尿比重和渗透压的测定,能反映肾脏的浓缩稀释功能及血容量的变化。肾功能正常时,血容量不足的早期指征常表现为尿比重及渗透压的升高。

三、大便常规和隐血试验

大便常规和隐血试验可了解消化道病变及有无出血。

四、痰找真菌、抗酸杆菌、病理细胞

根据临床需要留痰涂片找真菌或真菌培养,痰涂片找抗酸杆菌或结核菌培养及痰涂片找病理细胞。

五、痰细菌培养＋药物敏感试验

肺部感染患者应做痰细菌培养和药敏试验,并动态观察痰中细菌变迁,以指导临床合理使用抗生素。

六、血清电解质

血液电解质测定应结合临床和其他实验室检查结果分析。

1.血钾

正常值:3.5～5.5mmol/L。血清钾降低见于钾丢失过多,如严重呕吐、腹泻,或胃肠减压,使用利尿剂、原发性醛固酮增多症、肾上腺皮质功能亢进,或应用肾上腺皮质激素等,也可见于钾摄入不足以及在体内分布异常。血清钾升高见于肾功能衰竭、溶血、组织损伤或酸中毒等。

2.血钠

正常值:135～145mmol/L。肾是控制体内代谢平衡的主要器官,流经肾脏的血液滤过增加时,钠排泄增加,氯的排泄也增加,当有效血容量减少如休克时,机体限制钠和氯的排出,肾素调节肾血流、肾小球滤过率及水钠排泄。肾素刺激醛固酮排泄,醛固酮影响钠的重吸收。原发性醛固酮增多症时,钠排出量减少,钾排出量增加,导致高血钠和低血钾症。

抗利尿激素(ADH)(也称加压素)是影响钠平衡的另一个激素。ADH由垂体后叶分泌,控制远端肾小管水的重吸收。高钠血症见于脱水或水摄入不足、抗利尿激素缺乏、库欣病、原发性醛固酮增多症等。

低钠血症见于严重呕吐、腹泻、大面积烧伤、大量出汗等体液快速丢失,也可见于使用利尿剂或摄入不足。体内水潴留可引起稀释性低钠血症。

3.血氯化物

正常值:96～106mmol/L。氯离子是细胞外液中的主要阴离子。严重呕吐、腹泻或胃肠造瘘及大量应用利尿剂等可使血清氯降低;脱水、高通气综合征、贫血、肾功能不全等可使血清氯离子升高。

4.血钙

正常值:总钙2.1～2.7mmol/L,游离钙1.18～1.35mmol/L。血钙升高主要见于甲状旁腺功能亢进、恶性肿瘤、骨转移癌、脱水、结节病、肾上腺皮质功能减低及维生素D减少等。血钙减少主要见于低蛋白血症,肾功能不全伴高磷、维生素D缺乏,胰腺炎及低镁等。

5.血磷

正常值:0.74～1.39mmol/L。血磷降低通常见于高钙血症时、肾小管酸中毒、维生素D的缺乏、甲状旁腺功能低下、酒精中毒、长期腹泻和营养不良等。血磷升高主要见于运动、脱水时、肢端肥大、甲状旁腺功能低下、骨转移癌、维生素D升高、结节病、肝硬化和肾功能衰竭。

6.血镁

正常值:0.8～1.2mmol/L。血清镁升高主要见于肾功能不全,多发性骨髓瘤,甲状旁腺功能低下。血清镁减少见于长期禁食,摄入不足或丢失过多如呕吐、腹泻以及慢性酒精中毒和甲状旁腺功能亢进等。

7.血糖

正常值:3.6～6.1mmol/L。血糖测定可用来监测糖代谢紊乱性疾病如糖尿病,也用于静脉高营养或某些药物治疗的监测,如肾上腺皮质激素治疗。血糖升高见于糖尿病、皮质醇增多症(库欣病)、急性应激反应、胰腺炎、肾上腺皮质激素治疗、嗜铬细胞癌、胰腺癌、慢性肝病等。血糖降低见于胰岛素过量、肾上腺皮质功能减低、败血症及胰岛细胞癌等。

七、肝功能

1.丙氨酸氨基转移酶(ALT)

正常值:<40U/L。ALT 主要存在于肝组织,ALT 升高是急性肝细胞损害的敏感指标,可见于肝炎或其他肝损伤,包括药源性肝病。

2.天冬氨酸氨基转移酶(AST)

正常值:<40U/L。AST 主要存在于心肌和肝脏,骨骼肌、红细胞和肾脏中含量低。AST 用于评价肝功能损害时常与 ALT 联合判断,在心肌梗死时 AST 在24～48h 达到高峰,4～6d 后正常。

3.碱性磷酸酶(AKP)

正常值:27～109U/L。胆道阻塞和肝癌时明显升高。

4.血清蛋白

正常值:血清总蛋白:60～80g/L,白蛋白:40～55g/L,球蛋白:20～30g/L,白蛋白与球蛋白的比例(A/G):(1.5～2.5):1。

血清总蛋白(TP)是血清白蛋白和球蛋白的总称。血清总蛋白>80g/L 称高蛋白血症,主要因球蛋白增加所致,见于肝硬化、慢性炎症、M-蛋白血症、恶性淋巴瘤等。血清总蛋白<60g/L 称为低蛋白血症,见于慢性肝病、结核病、慢性营养障碍、恶性淋巴瘤等。血液浓缩可使血清总蛋白升高,血液稀释可使血清总蛋白降低。白蛋白含量与有功能的肝细胞数量成正比,白蛋白<25g/L 易产生胸腹腔积液。

A/G 倒置见于肝功能严重损害,如慢性活动性肝炎、肝硬化等。病情好转后白蛋白可回升,A/G 也趋于正常。

5.胆红素

正常值:总胆红素 5.1～19.0μmol/L;直接胆红素 1.7～6.8μmol/L;间接胆红

素 $3.4\sim12.0\mu mol/L$ 胆红素升高有肝细胞性、阻塞性和溶血性三种原因,以间接胆红素升高为主见于溶血性黄疸,而直接胆红素升高主要见于阻塞性黄疸,肝细胞性黄疸时,两种类型时的胆红素均可升高。

八、肌酸激酶(CK)

正常值:$18\sim196U/L$

肌酸激酶存在于骨骼肌、心脏和肠组织等,不同的组织中同工酶不同。骨骼肌损伤时,CK-MM 增高,肠损伤时 CK-MB 升高,心肌损伤时 CK-MB 和 CK-MM 升高。CK-MB 超过 4% 时通常考虑急性心肌梗死,急性心肌梗死后 $3\sim5h$ 内 CK-MB 水平升高,6h 达高峰,升高保持 $24\sim36h$,3d 后下降。

九、肾功能

1.血肌酐

正常值:$55\sim133\mu mol/L$。肌酐包括外源性和内源性两类,内源性肌酐的生成相当稳定,主要由肾小球滤过排出体外。因此,在外源性肌酐稳定的情况下,血液中的肌酐可反映肾小球滤过功能。血肌酐升高见于急慢性肾功能不全。血肌酐下降少见,可见于肌肉萎缩。

2.尿素氮

正常值:$1.1\sim7.1mmol/L$。尿素氮的升高见于肾脏疾病引起的肾功能不全,也可见于肾前因素如脱水、心功能不全及休克等或肾后因素如尿路结石、前列腺肿瘤或增生等。尿素氮下降见于肝功能衰竭、营养不良和恶性肿瘤等。

十、出血和凝血检查

1.出血和凝血的一般检查

(1)出血时间(BT):正常值:测定器法超过 9min 为异常。

出血时间是指皮肤毛细血管被刺伤出血开始到自然止血所需要的时间,其长短与血管壁完整性、收缩功能,血小板数量和功能以及凝血因子有关。出血时间延长可见于血小板明显减少,血小板功能异常、血管功能和结构异常如坏血病和遗传性出血性毛细血管扩张症等。

(2)凝血酶原时间(PT):正常值:$10\sim12s$。目前普遍以国际标准化比率(INR)来表示,以增加 PT 的标准化和可比性。换算公式如下:INR=患者的 PT/正常对照 PT 均值。凝血酶原时间主要检测外源性凝血通路异常,而内源性凝血通路异常的疾病如血友病不能通过 PT 来确定。凝血酶原时间延长见于肝脏疾病、DIC、抗凝治疗、维生素 K 缺乏和凝血酶原缺乏。

(3)激活部分凝血活酶时间(APTT):正常值:35~45s。

用于检查内源性凝血通路的异常以及监测肝素抗凝治疗。APTT 延长见于肝脏疾病、DIC、抗凝治疗、内源性凝血通路疾病(如血友病)以及红细胞增多症。

2.弥散性血管内凝血(DIC)的指标

DIC 是一个临床综合征,可见于感染、败血症、外伤、黄疸、过敏反应和恶性肿瘤等情况,使出血和凝血平衡破坏。在病程早期,由于凝血系统功能亢进,血液处于高凝状态,而导致弥漫性微血管血栓。继而因凝血因子大量消耗又使血液进入低凝状态。纤溶系统的激活又进一步消耗凝血因子,临床上表现出血症状。实验室检查表现为血小板计数、BT、PT、APTT、纤维蛋白原均下降,纤维蛋白分解产物增加。

十一、心电图

心电图检查和连续心电图监测可及时发现心率和心律变化,并应做相应处理。

十二、胸部影像学改变

床边 X 线摄片对发现肺不张、气压伤和肺内感染有重要意义,也可帮助确定气管插管的深度。

第二节 病原学检查

一、标本的采集方法

1.咳痰标本

在鉴定下呼吸道感染病原体时,咳出的痰液(简称咳痰)标本虽然应用最早而且目前仍然十分广泛,但也是最受争议的微生物学标本。

(1)指征:凡有痰液的下呼吸道感染患者均可采集此类标本进行涂片(革兰染色等)和培养检查。可用于普通细菌、分枝杆菌、真菌和军团菌的检测,但不适于检测厌氧菌。

(2)方法:为提高实验室诊断的准确性,建议在抗生素应用前采集痰标本,并且在采集标本的过程中要有专业人员指导。在获取标本前,应该摘去牙托,清洁口腔如刷牙和漱口。无痰或痰量极少者可用 3%～5%氯化钠溶液 5ml 雾化吸入约 5min 进行导痰。氯化钠浓度过高,患者常常不能耐受。气道高反应如哮喘患者则不宜采用此法。也可采用物理疗法、体位引流、鼻导管抽吸等方法获取痰液。除部分呼吸道病毒和新生儿沙眼衣原体外,从咽后壁或鼻咽部采集的痰液进行病原学检测常无意义。标本采集后 1～2h 内必须立即进行实验室处理,室温下延搁 2h 会降低肺炎链球菌、流感嗜血杆菌等寄养菌的分离率,而定植于上呼吸道的非致病菌以及许多条件致病菌如铜绿假单胞菌等革兰阴性杆菌则过度生长。

对于普通细菌性肺炎,痰标本应每天送检 1 次,连续 2～3d。不建议 24h 内多次采集痰标本送检,除非痰液外观性状出现改变。怀疑分枝杆菌感染者,应连续收集 3d 清晨痰液送检。而对怀疑军团菌或深部真菌感染,痰标本理想的送检次数尚无定论。

所有标本应置于适当的容器,并在申请单上提供必要的信息,如标本采集日期和时间,申请特殊染色如军团菌的直接荧光抗体(FA)染色、抗酸染色、KOH 制片查真菌和类圆线虫湿片检查,以及培养类型如细菌、分枝杆菌和真菌等。

2.经气管穿刺吸引物

经气管穿刺吸引(TTA)技术创立于 1959 年。由于采集到的下呼吸道标本不受上呼吸道正常菌群污染,曾较广泛推荐应用于下呼吸道细菌性感染的病原学诊断。

(1)指征:下呼吸道普通细菌、厌氧菌感染的诊断与鉴别诊断。

(2)禁忌证:严重咯血、出血素质、患者不能配合、严重低氧血症和近期使用过抗生素。以上所列都是相对禁忌证,但作为常规指南,要求患者血小板计数不少于 $100×10^9/L$,凝血酶原时间不少于对照组的 60%,其他出血参数无严重障碍,PaO_2 >60mmHg。儿童气管直径小,而且不合作,也列为禁忌。

(3)方法:患者仰卧位,颈部后伸。呼吸困难和低氧患者应给予鼻导管吸氧。于甲状软骨下缘和环状软骨之间可触摸到的切迹处皮肤消毒后,用含有肾上腺素的 2%利多卡因局部浸润麻醉,有助于止血。用带有 20～30cm 长度聚乙烯管和 14 号钢针的静脉内插管装置穿透环甲膜(为顺利进行,可先在局部皮肤切一小口),并使针孔斜面向上,钢针向前进几毫米就进入气管,千万不要损伤气管后壁。保持钢针一定倾斜度,使导管从尾部插入到气管中去。将导管尽量向下送入气管,进至隆突水平,退出钢针。用 20～30ml 注射器连接导管抽吸下呼吸道分泌物。向呼吸道内注入不含抑菌剂的生理盐水虽可有利于标本的采集,但应尽量避免,因为这会稀释标本,使细菌的半定量培养失去意义。送检的标本只需数滴分泌物。可置于注射器、厌氧运送瓶或 Luken 收集器中送入实验室快速处理。导管拔除后,应在钢针穿刺部位加压数分钟。

(4)并发症:可分为三类:第一类是穿刺部位的损伤,如局部出血、气管后壁刺伤、皮肤或气管旁脓肿、可延至面部或纵隔的皮下气肿,甚至导致气胸;第二类是低氧血症或由于导管在下呼吸道引发阵发性咳嗽而导致的严重咯血,肺部有出血灶的患者较为常见;第三类是血管迷走反射,当并发低氧血症,可导致心律失常、低血压和心肌缺血。术中监护提示心脏并发症时,可使用阿托品。致死等严重并发症也有报道。

3.经胸壁针刺吸引物

经胸壁针刺吸引(TNA)是在 19 世纪后期形成的,最初用于诊断肺部可疑恶性肿瘤。20 世纪 30 年代,由于微生物学研究的发展而得以普及。当时,临床上要求对肺炎链球菌进行分型以指导抗血清治疗,但后来抗生素的应用使这种精确的微生物诊断要求大大缩减。在近 30 多年来,TNA 技术又引发了专家们的兴趣,主要原因在于依靠它可以使一些恶性肿瘤得以确诊,而对于感染性疾病,只是偶尔用来诊断一些原因不明的肺炎(尤其在儿童)和免疫缺陷患者的肺炎或贴近胸壁的肿块病灶的标本采集。

(1)指征:TNA 标本可用于检测由需氧或厌氧细菌、分枝杆菌、病毒、真菌、军团菌和寄生虫等引起的感染。其特点在于获得的标本还可用于细胞病理学或组织学检查,有助于非感染性疾病的诊断。TNA 主要指征:①进行性恶化的不明原因肺部感染或疗效不佳的肺部感染,而且仅靠非侵入性检查不能明确诊断者;②非感染性疾病(如肿瘤等)可疑者,同时又不能排除感染性疾病者。

(2)禁忌证:包括不可逆出血体质、肺大疱、呼吸衰竭患者接受机械通气、可疑血管损害、疑似包虫病、对侧肺切除者。相对禁忌证包括患者不能配合、顽固性咳嗽、肺功能储备有限、肺动脉高压和大血管周围病变等。

(3)方法:根据胸部 X 线检查对小结节病灶或靠近心脏、大血管的浸润灶定位,将细针刺入受累区域。对弥散性肺病患者,腋中线是通常选用的穿刺部位。操作最好在电透定位下进行,对于过小的病灶也有采用 CT 导引方法。针吸方法包括:①在穿刺和退针时连续抽吸;②只在退针时抽吸;③在“来回”运动中,施加负压;④注入液体如不加防腐剂的盐溶液;⑤或将吸引物注入肉汤培养基。因为得到的标本通常都很少,标本应仔细分送进行恰当的微生物染色检查和培养,以及细胞病理学或组织学检查。建议吸引标本床旁接种。

(4)并发症:TNA 技术并发症的发生率取决于操作人员、患者的相关情况和使用的针头尺寸。近年倡导细针穿刺后并发症减少。气胸是最常见的并发症,有15%～30%的患者发生,6%～20%的气胸患者需要胸腔插管。咯血发生率可达10%,多为自限性。空气栓塞罕见,肿瘤或感染的局部扩散或播散也罕见。

4.经支气管镜采样

纤维支气管镜(简称纤支镜)检查可直接从肺部感染灶获取支气管分泌物,操作较为安全。在过去20～30年,其应用得到快速发展,其中之一是用于采集痰标本以明确一些不常见的病原体,尤其在免疫缺陷患者。

(1)指征:支气管镜检查需要专业人员操作,费用昂贵,采集到的标本常被上呼吸道菌落污染,又易伴有并发症,所以,对绝大多数下呼吸道感染患者采用该技术并不可取。但对非寻常感染如慢性、难治性感染,或免疫抑制患者感染且不能用咳痰、导痰等标本检测出病原体时,可选择应用。临床上,有许多患者因其他的原因接受支气管镜检查,只有当感染被作为需要鉴别的疾病时,获取的标本才送检微生物学实验室。许多专家建议,对于不能咳出或诱导出足够的痰液患者,支气管镜检查可作为获取标本进行分枝杆菌培养的一种方法。目前,支气管镜检查在检测卡氏肺孢子菌、某些机会性致病真菌(不包括念珠菌)、巨细胞病毒、单纯疱疹病毒、军团菌和分枝杆菌等感染时有显著的优点;获得的外周肺组织病灶标本也可用于组织学检查。但值得注意的是,在培养普通细菌时,通过支气管镜检查获取的吸引标本,并不优于经细胞学筛选认为可接受的咳痰标本。通过下面介绍的方法可提高经纤支镜采集的标本质量,可用于普通细菌培养。经支气管活检对卡氏肺孢子菌感染的诊断率可达90%以上,但对其他病原体感染,其确诊率明显低于开胸肺活检(OLB);与OLB相比,经支气管活检术获取的组织太小,不能做冰冻切片检查;而且由于操作不是在直视下进行,标本有可能来自非感染病灶区域。

(2)方法:术前应做肺功能和凝血功能检查。术中患者应保持固定体位,可经鼻或口腔插入支气管镜。以利多卡因采用喷雾或局部浸润进行局部麻醉。局麻药具有抗菌和抗分枝杆菌的特性,但迄今的研究资料表明,在采集后1～2h内处理标本,局麻药并不影响绝大多数微生物的检测。常采用的方法有经纤支镜吸引、支气管肺泡灌洗、防污染毛刷采样和防污染支气管肺泡灌洗等。

(3)并发症:支气管镜检查的并发症:包括血管—迷走神经反射,术前使用阿托品可预防;由硫酸吗啡和其他麻醉前用药引起的呼吸抑制;PaO_2降低,平均下降10～20mmHg;心脏和中枢神经系统并发症;出血过多;术后发热和肺部感染;菌血症(极少发生)和气胸的发生。报道的病死率为0.015%。

5.开胸肺活检组织标本

当其他方法不能确诊时,开胸肺活检(OLB)是快速诊断肺部感染最有效的方法之一。主要特点是:①组织既可送检病理检查,还可做微生物学检验;②直视下在病灶组织处取样;③标本体积可相对较大,允许做多种检查;④可保证对大多数患者快速做出诊断,避免了其他检查引起的诊断延误或不能诊断。

(1)指征:对肺部感染患者而言,实施 OLB 的最主要适应证是肺部感染极其严重,并危及生命,而其他检查手段仍不能确诊病原体。OLB 主要用于免疫缺陷患者,但对确诊免疫功能健全患者的肺部病变也有帮助,尤其是那些慢性疾病或抗生素治疗无反应者。大多数可疑感染患者都接受了经验性抗生素治疗,虽然此并非OLB 的禁忌,但抗生素应用必然会明显影响敏感病原菌的检出。

(2)方法:患者在全麻下接受局部胸廓切开术。术中可从受累肺组织切取 3~4cm 大小的标本。手术持续约 30min,术后还应在胸膜腔留置引流管,24h 后拔除。

(3)并发症:并发症发生率约 13%。严重低氧血症或肺部病灶广泛者出现并发症的危险性较大。最常见的并发症按递减顺序排列,依次为气胸、胸腔积液或脓胸、液气胸、血胸、皮下气肿和创伤性血肿。据报道,并发症的病死率<1%。

6.经人工气道吸引物

人工气道是肺部感染的常见易感因素。经人工气道吸引的分泌物(ETA)是目前临床较常用的微生物检验标本。但由于这些宿主的气管纤毛黏液防御机制受到损害,大气道常有致病菌或条件致病菌定植而不再保持无菌状态,故建立人工气道患者肺部感染病原学诊断有时更为困难。甚至有一些学者提出 ETA 做细菌培养前也应该像咳痰标本那样先作细胞学筛选。通常认为 ETA 的细菌浓度≥10^5 cfu/ml 可认为是感染病原菌,而浓度≤10^4 cfu/ml 则认为是污染菌。但气管切开套管与经口腔或鼻腔气管插管对下呼吸道防御机制损害不尽一致,前者下呼吸道细菌定植通常较后者明显为少,做病原学诊断分析时值得注意。

7.胸水

肺炎患者伴发胸腔积液比较常见,占 10%~50%,但通常液量较少。虽然多数胸水不能发现细菌,但因为胸水系无污染的微生物标本,如出现阳性培养结果,则对临床治疗有着非常重要的指导意义。

(1)指征:对大多数伴有胸腔积液的肺炎,无论确诊与否,应该行胸腔穿刺术采集标本。如胸水量大,胸穿还是一种治疗手段。对有出血倾向或凝血异常者,禁忌此项操作。对肺功能储备差且不能耐受气胸的患者,除非准备全套支持设备并且基础疾病稳定,否则也不宜进行此检查。

(2)方法:患者通常取坐位,上身挺直,用肘靠在一支撑物上,身体稍前倾。对穿刺处皮肤消毒并行局部麻醉后,取一连接 50ml 无菌注射器的 14 号标准钢针在存在积液区域的腋后线最低位肋骨的上缘刺入。抽取的液体量不定,一般送检的胸水为 10～40ml,而治疗性穿刺则尽可能抽完胸水,但是为了防止出现肺水肿,单次抽液不宜超过 1000～1500ml,可余留部分胸水以便日后的胸膜活检。对少量或局限性胸腔积液,或量大但用常规方法很难抽出的胸腔积液,可在超声引导下行穿刺。胸水可封闭在注射器中或注入一厌氧容器并迅速送微生物实验室检验,同时还应提供相关信息,如操作的日期和时间、需要进行的染色和培养类型。胸腔积液或脓胸均应做厌氧培养。此外,还应做其他检查,包括分类细胞计数和 pH 测定,腺苷脱氨酶(ADA)测定对鉴别结核胸膜炎具有较好价值。国外一些实验室还提供特殊的胸水抗原检测用于疾病诊断,如流感嗜血杆菌 B 型、肺炎链球菌、军团菌或新型隐球菌,我国则很少开展。

(3)并发症:最常见的并发症是气胸,发生率可达 5%。有建议胸穿后进行常规 X 线检查。罕见的并发症有严重出血、支气管胸膜瘘或误刺入邻近器官。

8.血液　血培养是一种简单易行的肺部感染病原学诊断方法。由于细菌培养阳性率相对较低,故常被临床忽视。有报道肺炎伴发菌血症机会为 5%～10%,重症和免疫抑制患者则较高。血标本采集方便、安全,且污染机会少、特异性高,它们在病原学诊断上具有特殊意义。肺炎患者血培养和痰培养分离到相同细菌,该菌可确定为肺部感染的病原菌。如仅血培养阳性,但不能用其他原因如腹腔感染、静脉导管致菌血症的成因解释,血液中所分离的细菌亦可认为是肺部感染的病原菌。因此,对重症特别是应用免疫抑制剂肺炎者,应尽早、多次采血做细菌和真菌培养。

二、标本的运送和保存

1.注意事项

(1)尽快(<2h)送至实验室。不及时运送可导致肺炎链球菌、流感嗜血杆菌等浓度下降甚至死亡。

(2)如不能及时送达,应将呼吸道标本在 4℃暂存,否则会使营养要求低的细菌如铜绿假单胞菌等过多生长,但在 4℃放置时间不可超过 24h。

(3)厌氧培养标本的最佳运送时间取决于标本量。少量标本在 15～30min 内完成运送,活检组织在 25℃厌氧运送装置中可保存 20～24h。

(4)被口咽部菌群污染的标本如咳痰、导痰、经口腔或鼻腔吸引的痰液、ETA 和直接经纤支镜吸引的下呼吸道标本均不可用于厌氧菌培养。PSB、TTA、PBAL、

TNA 和 OLB 标本,由于避免了上呼吸道正常菌群污染,则可用于厌氧菌培养。

(5)临床标本或传染性材料必须有正确的标签,按规定包装并附有详细的检测要求。

2.痰标本的细胞学筛选

对大多数细菌性肺炎的痰标本应做痰细胞学镜检确定其受上呼吸道菌群污染的严重程度,根据镜检结果决定是否继续进行标本培养。由于咳痰极易受到口咽部定植菌污染,分离到的细菌往往不能真正代表下呼吸道感染的病原菌。为减少污染,痰培养前需做标本质量评估,即细胞学筛选。虽然部分痰标本通过肉眼观察其外观如黏液和脓性成分,只能大致了解受检标本的质量。痰涂片细胞学检查判断标本受污染程度则是一种较为可靠的方法。对于要求细菌培养的痰标本都要常规涂片革兰染色,明确唾液对标本的污染程度和有无必要做细菌培养。

第三节 血气分析的临床应用

一、常用酸碱指标及其临床意义

(一)pH

pH 是指溶液内[H^+]的负对数。血液 pH 主要取 HCO_3^-/H_2CO_3 比值。H-H 方程式为:

$$PH = pK + lg\frac{HCO_3^-}{H_2CO_3}$$

37℃ 时,pK = 6.1。正常人动脉血[HCO_3^-]为 24mmol/L[H_2CO_3]为 1.2mmol/L。因此,正常人动脉血 pH 计算如下:

$$pH = 6.1 + lg\frac{2.4}{1.2} = 7.4$$

又因 37℃时血浆内二氧化碳溶解量为 0.03mmol/(L·mmHg),故 H-H 方程式也可写成:

$$pH = pK + lg\frac{HCO_3^-}{0.03 \times PCO_2}$$

由此可见,在 pH 7.4 时,[HCO_3^-]/[H_2CO_3]为 20:1,[HCO_3^-]/PCO_2 为 0.6:1。pH 能否维持正常是上述比例所决定的。比值降低,则 pH 降低;比值升高,则 pH 升高。动脉血 pH 正常值为 7.35～7.45。pH<7.35 为酸血症,pH>7.45 为碱血症。

（二）$PaCO_2$

$PaCO_2$ 既指示了血气情况，又反映了酸碱状况，起到了双重指标作用。$PaCO_2$ 为酸碱平衡中的呼吸性指标，$PaCO_2$ 正常范围为 35～45mmHg。$\Delta PaCO_2$ 是指实测值与正常值（40mmHg）之差。呼吸性酸中毒时 $PaCO_2$ 升高，呼吸性碱中毒时 $PaCO_2$ 降低。但代谢性酸碱失衡可使 $PaCO_2$ 发生同向性代偿性的升降。

（三）SB 和 AB

SB 指血液在 37℃情况下，用 $PaCO_2$ 为 40mmHg 的气体平衡后测得的血浆 HCO_3^- 值。AB 是指人体血浆中 HCO_3^- 的实际含量。笼统写 HCO_3^- 是指 AB。正常人 SB 和 AB 是一致的。酸碱失衡时，由于 SB 不受呼吸因素的直接影响，两个数值就不相当。由于少量二氧化碳可转化为 HCO_3^-，即 $PaCO_2$ 每升高 10mmHg 可使 HCO_3^- 增加 1～1.2mmol/L，因此呼吸性酸中毒时 AB＞SB；呼吸性碱中毒时出现相反情况，即 AB＜SB；SB 和 AB 是衡量代谢性酸碱失衡的重要指标，但呼吸性酸碱失衡也使 SB 和 AB 发生同向性代偿性的增减。SB 和 AB 正常范围为 22～27mmol/L。ΔHCO_3^- 是指实测值与正常值（24mmol/L）之差。AB 较 SB 更有实用意义。

（四）CO_2CP

CO_2CP 是指血浆中化合状态的二氧化碳量。测定时先用正常人的肺泡气（$PaCO_2$ 约 40mmHg）将血浆平衡，所测得的二氧化碳总量减去已知的溶解于血浆中二氧化碳量，即为 CO_2CP，单位是 mmol/L。CO_2CP 正常值 22～27mmol/L。CO_2CP 的临床意义与 SB 相似。

（五）**阴离子间隙**（AG）

AG 是评价酸碱状况的一项重要指标，可用来区分获酸性代谢性酸中毒和失碱性（高氯性）代谢性酸中毒。计算 AG 已成为诊断代谢性酸中毒必不可少的一环。

AG 代表细胞外液中除 Cl^-、HCO_3^- 以外的对 Na^+ 相对平衡所需的阴离子量，即：

$$AG = Na^+ - (Cl^- + HCO_3^-)$$

AG 虽由已测定的 Na^+、Cl^- 和 HCO_3^- 计算所得，但它的实际意义为血中未测定阴离子与未测定阳离子之浓度差。未测定阴离子主要为乳酸根、丙酮酸根、SO_4^{2-}、PO_4^{3-} 等。当这些酸性阴离子在体内潴留时，便可使未测定阴离子增高，从而 AG 升高。AG 正常值为（12±4）mmol/L。ΔAG 是指 AG 实测值与 AG 正常高值(16mmol/L)之差。计算 AG 对鉴别不同类型的代谢性酸中毒,分析呼吸性碱中毒或代谢性碱中毒是否复合代谢性中毒,了解呼吸性酸中毒是否合并代谢性酸中毒,识别三重酸碱失衡等均有很大帮助。不少危重患者血 pH 和 HCO_3^- "正常",但 AG 却明显升高,此时 AG 是诊断代谢性酸中毒的唯一依据。

AG 升高的原因很多,除代谢性酸中毒外,脱水、用含有未测定阴离子的钠盐治疗、低钾血症、低钙血症、低镁血症、碱中毒和实验性误差者均可引起 AG 升高。AG 降低常无临床意义。

二、酸碱平衡紊乱的诊断

(一)诊断步骤

酸碱平衡紊乱诊断一定要结合病史和临床有关资料综合分析。血气分析所测定的 pH、$PaCO_2$ 和由它们按"三量"相关方程所求得的 HCO_3^- 值为分析诊断的客观参数。近年来更强调要结合血中电解质(甚至尿中电解质、尿 AG、尿渗透压隙)的变化进行分析。这样,对酸碱、电解质等内环境的了解就更加全面。

诊断步骤:

1.同时测定血气和电解质。

2.将计算机所得的 HCO_3^- 值和实测所得的 HCO_3^- 值进行比较,以排除实验误差;两者相比<±2mmol/L 为准确。

3.计算 AG。

4.计算酸碱紊乱的代偿预计值。

5.比较血浆 Na^+ 与 Cl^- 浓度、AG 与 HCO_3^- 浓度和 Cl^- 与 HCO_3^- 浓度。

6.检测尿中电解质和 pH(代谢性碱中毒或高氯代谢性酸中毒)。

(二)单纯性酸碱平衡紊乱和混合性(指呼吸-代谢)酸碱平衡紊乱的鉴别

近年来大多采用单纯性酸碱平衡紊乱时"三量"相关预计值得的计算鉴别之。实测值与预计值基本相符时为单纯性酸碱平衡紊乱,不相符(失代偿)时为混合性酸碱紊乱。

代偿是继发的而且是有限的,单纯性代谢性碱中毒时,肺代偿肾,$PaCO_2$ 升高,但因为通气不足会造成低 O_2 血症,所以 $PaCO_2$ 代偿升高很有限,一般很少>55mmHg;如果>60mmHg,肯定合并呼吸性酸中毒。单纯性急性呼吸性酸中毒时肾代偿肺,HCO_3^- 增多;$PaCO_2$ 每升高 10mmHg,HCO_3^- 升高大约为 1mmol/L;单纯性慢性呼吸性酸中毒时，$PaCO_2$ 每升高 10mmHg，HCO_3^- 增多 3～4mmol/L。①急性呼吸性酸中毒时，HCO_3^- 不会＞32mmol/L，如＞32mmol/L，表明合并代谢性碱中毒；同时 HCO_3^- 也不会＜26mmol/L，如果 HCO_3^-＜26mmol/L，表明合并代谢性酸中毒。②单纯性慢性呼吸性酸中毒时，肾的代偿不会使 HCO_3^-＞45mmol/L。总之，代偿超过极限者即为混合性酸碱平衡紊乱。③除呼吸性碱中毒外，代偿后的 pH 值不会是正常的。如正常即为混合性酸碱平衡紊乱。以往认为 pH 在 7.35～7.45（也就是 HCO_3^-/PCO_2 接近"20/1"）才算是代偿，否则为失偿。实践证明这一定义不完全正确。因此 Madias 等对酸碱平衡的定义提出了新的概念。此后酸碱平衡紊乱代偿预计值公式就被广泛采用。

（三）单纯性代谢酸碱紊乱和混合性代谢酸碱紊乱的鉴别

重症患者，代谢性酸中毒合并代谢性碱中毒并不少见。任何代谢性酸中毒患者在频繁呕吐或补碱过量时，都有可能合并代谢性碱中毒。正常人，酸碱内环境稳定的调节需要一定的时间，比如细胞内外的离子交换完成时间需 24～36h。重症患者，尤其是年老或肾功能减退者，由于 Na^+-K^+-ATP 酶和其他有关的酶的活性下降，机体一时调节失常，代谢性酸中毒合并代谢性碱中毒是完全可能的。此时，pH、PCO_2 和 HCO_3^- 可以不正常，也可以"正常"。代谢性酸中毒合并代谢性碱中毒患者如通气不足或通气过度，还可合并呼吸性酸中毒或呼吸性碱中毒，即为"三重性"酸碱紊乱。

判断 AG 代谢性酸中毒是否合并代谢性碱中毒的方法是比较 AG 浓度和 HCO_3^- 浓度，计算 AG 差值和 HCO_3^- 差值，看两者差值是否大致相等。假设 AG 由平均参考值 12mmol/L 上升为 20mmol/L，而 HCO_3^- 由平均参考值 24mmol/L 下降为 6mmol/L，那么 $\Delta AG = \Delta HCO_3^-$，即为单纯性 AG 代谢性酸中毒；如 $\Delta AG > \Delta HCO_3^-$，即为 AG 代谢性酸中毒合并碱中毒。一般认为，当 AG 升高时，HCO_3^- "正常"（或大于正常），即为代谢性酸中毒合并代谢性碱中毒。Narins 称它为不恰当的"正常"HCO_3^- 浓度。Rose 等提出"潜在的 HCO_3^-"概念。他们证实代谢性碱中毒患者休克脱水时乳酸剧增，AG 明显升高，HCO_3^- 明显下降。这样虽然 HCO_3^- 低于正常，也可诊断为代谢性酸中毒合并代谢性碱中毒。

一般说，AG＞16mmol/L 提示有机酸或（和）无机酸的阴离子增多，代替了 HCO_3^-，为 AG 代谢性酸中毒；关于 AG 的参考值，Cecil 内科学定位"（12±2）mmol/L"，认为 AG＞14mmol/L 即可诊断为代谢性酸中毒，然而国内有人提出 AG 高限以 18～20mmol/L 为宜。不同意见的原因有二：①血气计算的 HCO_3^- 是动脉血的，它比静脉血 HCO_3^- 小 2mmol/L；②二氧化碳（CO_2）除了 HCO_3^-（结合的二氧化碳)外还应包括物理溶解的二氧化碳(约为 1.2mmol/L)。根据 Gabow 等人意见:AG 值应以静脉血二氧化碳总量为准。因此一般来说 AG 高限定位"16mmol/L"即可;代谢性酸中毒合并代谢性碱中毒时 AG 高限以"18mmol/L"为宜。

除了比较 AG 与 Cl^- 及 HCO_3^- 的浓度外,比较 Na^+ 与 Cl^- 的浓度对判断酸碱紊乱也有一定的意义。正常时 Na^+ 与 Cl^- 之比为 1.4:1。因为 Cl^- 的变换 pH 有关,与水的代谢有有关,而 Na^+ 的变化仅与水有关。所以 Na^+:Cl^- 失调即提示有酸碱紊乱。如 Cl^- 降低,Na^+ 与 HCO_3^- 必然相对增高;反之,Cl^- 增高,Na^+ 与 HCO_3^- 就会相对降低。这与 Cl^- 转移,Cl^- 与 HCO_3^- 两者呈负相关是一致的。例如细胞外液减少患者,血 Cl^- 85mmol/L 而血 Cl^- 130mmol/L,两者都下降,但下降的幅度不成比例。Cl^- 下降 15% 而 Na^+ 下降 7%,Cl^- 下降幅度较 Na^+ 大,提示代谢性碱中毒;反之,如 Cl^- 增高幅度较 Na^+ 低,即提示代谢性酸中毒。

危重患者的酸碱失常往往比较复杂,代谢性酸中毒时,HCO_3^- 降低,但呼吸性酸中毒合并代谢性酸中毒时,HCO_3^- 可以不降低。肺源性心脏病呼吸性酸中毒缓和因进食少或缺氧等原因可同时合并代谢性酸中毒,有因心力衰竭应用碱化利尿剂可合并低 K^+、低 Cl^- 性代谢性碱中毒,此时呼吸性酸中毒、代谢性酸中毒和代谢性碱中毒可以同时存在,不能因为 pH 正常而否定酸中毒或碱中毒的可能。

(四)高 AG 和高 Cl^- 性代谢性酸中毒

以往认为 AG 性酸中毒者,血 Cl 不高,近年来已证明两者可以同时都升高。另外 AG 性酸中毒可以混合其他代谢性酸碱平衡紊乱,高氯性酸中毒也可以混合其他代谢性酸碱平衡紊乱。因为 Cl^- 与 HCO_3^- 呈负相关,高 Cl^- 性代谢性酸中毒合并代谢性碱中毒时,血 Cl^- 和 HCO_3^- 可以"正常"(相互抵消)。这种情况的确存在,如肾小管性酸中毒患者原有高 Cl 代谢性酸中毒,呕吐后就可以合并代谢性碱中毒,这时血 Cl^- 和 HCO_3^- 不高也不低。腹泻和呕吐同时存在时,也可以是这样。因此了解病史十分重要。另外,诊断酸碱平衡紊乱还有以下四点需要注意:

1.除了血气与电解质同步检查外,往往还要参考血中的 BUN、肌酐、乳酸、糖和渗透压等。

2.病重时,代谢因素和呼吸因素的变化可能同时存在,谁是原发谁是继发,就很难区分了。

3.要注意动态观察,自身前后对照。

4.当 BUN/Cr 比例明显升高时往往提示失水。

三、酸碱平衡紊乱的治疗原则

酸碱平衡紊乱的治疗以治疗原发病、改善循环和呼吸以及调节水和电解质平衡外，还应强调以下几点：

1.代谢性酸中毒时补 $NaHCO_3^-$ 的剂量和方法要区别对待，医生要熟识它的作用及不良反应，灵活掌握。有的代谢性酸中毒可不补碱。对大多数情况来说补碱量宜小不宜大，在血气监护下分次补给。急性代谢性酸中毒患者补碱后 HCO_3^- 上升到 $14\sim16mmol/L$ 就可以了。因为随着净酸的排泄，肾可产生新的 HCO_3^-；有机酸，如乳酸，可转化为 HCO_3^-；另外，约有 50% 的酸要靠细胞内非 HCO_3^- 缓冲剂缓冲。

2.代谢性碱中毒以防为主，因为不少代谢性碱中毒是医源性的。对一般代谢性碱中毒患者通过输液并适当补充 KCl 和 NaCl 往往可以奏效。Cl^- 是可以自由交换的阴离子，Cl^- 升高，HCO_3^- 即下降。有的代谢性碱中毒患者可用 $10\sim20g$ 盐酸精氨酸，疗效好而副作用小，有的患者必要时可给 $0.25g$ 乙酰唑胺（临时医嘱），即可利尿又可纠正代谢性碱中毒。低钾性碱中毒在补钾之同时，必须同时补 Cl，Cl 将 Na^+ 带出，H^+-Na^+ 交换受抑，肾小管排 H^+ 减小，因而减轻碱中毒；另外 Na^+ 被带出，使 HCO_3^- 减少，也纠正碱中毒。

3.呼吸性酸中毒主要是改善通气，逐渐降低 $PaCO_2$。对肺源性心脏病急性发作患者，除应用敏感的抗菌药物外，要注意水、电解质平衡（要使尿量增加）。呼吸性酸中毒时补碱要很慎重，$pH<7.2$ 不要补碱。因为呼吸性酸中毒时肾回收 HCO_3^- 增加，补碱将会增加肾的负担。

4.呼吸性碱中毒可用重复呼吸或吸入 $5\%\sim10\%$ 二氧化碳，必要时，可用地西泮（安定）抑制呼吸，但总的来说效果都不理想，ARDS 早期，HCO_3^- 代偿性下降，如补碱就错了。

5.混合性酸碱平衡紊乱的治疗应抓主要矛盾。假如低氯代谢性碱中毒是主要矛盾，补氯为主；假如 AG 代谢性酸中毒是主要矛盾，输等渗糖水和适量盐水使尿量增加（必要时用利尿剂），AG 自会下降。对代谢性酸中毒合并代谢性碱中毒患者，输液后尿量多，肾会排泄多余的酸和碱。因为尿多，要补足 KCl。

6.不论补碱、补酸纠正电解质紊乱，都要不断地按照血气和同步电解质的变化逐渐地进行调整，不能呆板地按"公式"计算进行调补。

7.应用人工呼吸机，一定要掌握好通气量。

8.某些严重的代谢性酸中毒或代谢性碱中毒患者，可用透析疗法。

9.应用碳酸氢钠时注意事项:碳酸氢钠是最常用的碱剂,其他"碱剂"基本上都被淘汰了。$NaHCO_3$ 作用快,疗效好,对代谢性酸中毒患者可改善心功能,但 $NaHCO_3$ 有以下不良反应必须注意:

(1)可导致水、钠潴留增加心脏负荷。

(2)可能引起代谢性碱中毒,结果造成代谢性酸中毒合并代谢性碱中毒,使病情加重。

(3)可使 $PaCO_2$ 增高,抑制外呼吸。

(4)可造成低钾导致心律失常。

(5)可加重脑组织酸中毒。

(6)可使氧离曲线左移,加重组织缺氧。

(7)可使组织氧的利用率下降,乳酸增多。

四、动脉血气监测在临床应用时应注意的问题

1.静脉血取代动脉血行血气分析的可行性

血气分析原则上应采用动脉血,但在临床上常可遇到患者动脉穿刺困难,特别是婴幼儿,此时往往用静脉血取代动脉血测定。但必须牢记静脉血气分析只能用于判断酸碱失衡,不能用于判断呼吸功能。其理由为:①动、静脉血 pH、$PaCO_2$、HCO_3^- 有明显替代关系,即静脉血 pH 较动脉血 pH 低 $0.03\sim0.05$,静脉血 $PaCO_2$ 较动脉血 $PaCO_2$ 高 $5\sim7mmHg$,动、静脉血 HCO_3^- 大致相等。②静脉血 $PaCO_2$ 不仅受呼吸功能影响,而且受循环功能影响,当微循环障碍时,血液在毛细血管停留时间延长,组织利用氧增加,回到静脉血 $PaCO_2$ 可明显下降,此时可表现为 PaO_2 正常,而 PvO_2 明显下降。

2.经皮血氧饱和度监测与动脉血气分析

经皮血氧饱和度监测是一无创监测技术,已在临床上广泛应用,并在危重患者监测中发挥了重要作用,但它不能替代动脉血气分析检查。必须强调:①经皮血氧饱和度无正常参考值,但作为个人而已,动脉监测有价值,且经皮血氧饱和度(SpO_2)90%时,PaO_2 约为 $60mmHg$。②危重患者监测时一旦出现 SpO_2 变化不大,但病情明显恶化时,一定要想到 $PaCO_2$ 升高可能,必须及时行动脉血气分析检查,以免贻误救治。

第四节 影像学在 ICU 呼吸系统患者中的应用

一、影像学在 ICU 呼吸系统患者中的应用

影像学技术在呼吸系统近年来迅速发展,床边 X 线胸片的数字化,影像存储和传输系统 PACS 的广泛应用,CT、MR 成像速度不断加快和图像的时间分辨率、空间分辨率不断提高,以及多层螺旋 CT 的三维重建技术,包括 CT 仿真内镜等后处理技术开发和完善,为 ICU 患者提供了更丰富的影像学信息。在患者的早期诊断、鉴别诊断、疗效评价、预后分析等方面显示出重要价值,也为临床医师提供了更多的影像学检查方法。

床边 X 线胸片是 ICU 中最常用的影像学检查方法,65% 的 ICUX 线胸片对临床诊治有决定意义,且具有廉价、快速的优点。但是,其存在着各种各样的不足:如重照率高,摄片过程中的某一因素发生变化(如条件过高、过低,胶片及洗片因素),都将导致摄影的失败;所需的曝光时间明显较立位胸片长,更易受呼吸、心跳及运动伪影的影响,ICU 患者所佩戴监护器造成的伪影等。

影像的数字化计算机摄影(CR)技术和 PACS 系统的运用,大大便捷了床边 X 线胸片的拍摄、传输等,更从一定程度上提高了其质量。传统的胶片床边 X 线胸片需放射科技术人员于病房拍摄后,带回放射科暗室冲洗,再把冲洗显影后的胸片送返病房。CR 技术使用可记录并由激光读出 X 线成像信息的成像板(IP),经 X 线曝光及信息读出处理产生的数字化图像数据采用计算机处理、显示、传输和储存,X 线摄影信息可直接进入 PACS 及远程医学系统。

CR 以 IP 板作为成像的载体,具有较高的灵敏度和较大的宽容度,并有高于常规胶片系统的密度分辨率,提高了床边摄影的成功率。其特有的图像后处理功能,可根据诊断需要,进行对比度及锐利度的调节,整幅或病灶局部放大、移动,病灶范围测量,影像边缘增强,对比反转及黑白反转等图像处理,提高病变显示和诊断准确率。由于 CR 系统的检测敏感性高,对比分辨率提高以及各种后处理功能的实施,可显著降低照射剂量(CR 照射剂量为传统 X 线照射剂量的 $1/20 \sim 1/2$),缩短 X 线曝光时间,减少动态模糊,获得具有良好诊断质量的照片,与传统胶片系统相比降低了患者及工作人员的辐射剂量。

近年来,随着 CT 技术的发展,CT 特别是 MSCT 在 ICU 患者诊治中的作用越来越重要。相对于传统 CT,MSCT 具有较多的技术优势有较高的时间分辨率,扫

描速度快,10s 内扫完整个胸部,减少了呼吸运动形成的伪影;有较高的空间分辨率,层厚薄,可选亚毫米级,有利于肺部解剖结构的连续追踪和判断病变部位;有较高的密度分辨率,图像信噪比高。细微解剖显示好;有强大的图像后处理功能。常用的有多平面重组(MPR)、最大密度投影(MIP)、最小密度投影(Min MIP)、容积再现(VR)技术等。MPR 可以冠、矢状位等任意截面快速重建二维图像,因可多方位同时观察,适于肺部病变的定位和定性。MIP 和 MinMIP 是将径线通过的容积组织或物体中每个像素的最大和最小强度值进行投影,因反映的是组织的密度差异,故对比度很高,适合血管和气道解剖和病变的显示。VR 是根据各种成分的比例进行像素分类并以不同的色彩显示,立体地显示表面与深部结构之间、血管之间、血管与邻近组织器官之间的关系,图像清晰、细腻,立体感强。

在胸部血管性疾病的诊断中,DSA 仍是金标准,但其属于创伤性检查方法,需大剂量多次注射对比剂并多次曝光,且一次检查仅能显示一套血管系统。而 CT 血管成像(CTA)无创、快速便捷,无须选择性造影,一次检查即可得到肺动脉、静脉和心脏、主动脉、上腔静脉血管系统以及肺野的三维解剖信息。以较为常见的肺动脉 CTA 检查为例,16 排或 64 排螺旋 CT,可在 5~10s 内完成整个肺动脉系统的扫描,减少了患者屏气时间。而其 1.25mm 甚至 0.625mm 的扫描层厚,提高了图像的空间分辨率,可显示亚段级及以远的肺动脉,改善了 CTA 的诊断准确率。多层螺旋 CT 诊断急性肺栓塞的特异度和灵敏度均在 90% 以上,对肺动脉主干栓塞的诊断,其特异度和灵敏度可达 100%。采用智能跟踪对比增强 CTA(smart-prep CTA)扫描技术,可跟踪肺动脉主干内的造影剂充盈情况,帮助 CT 操作者选择最佳的扫描延迟时间。肺动脉 CTA 检查在肺癌的术前分期、肺血管性疾病,特别是在肺动脉栓塞的诊断中,具有极大的临床应用价值。

运用 CT 后处理技术的仿真支气管镜能模拟纤维支气管镜,逼真显示正常气管、支气管主干、段以及亚段支气管的内表面,检测气道管腔的狭窄、闭塞、变形和肺不张,能越过高度狭窄的管腔和阻塞部位进入远端支气管;且其具有快速、无创的特点,在耐受性较差的 ICU 患者中有较大的临床应用价值。

床边超声仍是 ICU 中一项广泛应用的无创、廉价的影像学检查手段,主要被用于检测胸腔积液量及其包裹情况,还有引导胸腔穿刺、引流。对于心脏疾病也有极大的运用价值。放射性核素在 ICU 患者中应用中包括:心肌灌注、肺栓塞患者的通气-灌注扫描、潜在感染病灶的核素检查等。MRI 由于扫描时间长,患者不可佩戴金属、磁性监测设备等,不常在 ICU 患者中应用。

近年来在医院内广泛应用的 PACS 系统,在很大程度上提高了 ICU 患者的诊疗质量。PACS 拥有强大的图像处理功能,包括灰度/对比度调节、窗宽/窗位调节、单幅/多幅显示、放大/缩小、局部放大、定量测量(CT 值、长度、角度和任意曲线面积等)、图像比例尺测量、图像旋转、图像打印和各种图像标注等。PACS 的影像查询、管理租存储功能,建立了影像数据库,影像科和临床医师都可以通过网络随时对患者的诊断信息和图像进行调用,且提供多种关键词对患者影像信息进行综合检索。在存储方面则采用先进的无损压缩算法,实时压缩存储。PACS 的远程会诊系统以医院局域网和外部的互联网、电话线为通信介质,实现医院之间的原始图像数据和患者其他信息的传递,能够为患者方便地提供远程会诊服务,使远在异地的患者享受到高水平专家的诊断。

二、危重病创伤性装置影像学监测

(一)气管插管和气管切开术置管

气管插管导管尖端的理想位置为:患者取头正中位,气管中部,隆突上方约 5cm。具体操作时患者颈部运动会导致导管移位,颈部弯曲时导管下降,伸展时上升,上下范围约 2cm。所以导管尖端至少位于隆突上 2cm。9%的气管插管位置过低,误将导管置入右主支气管,造成右肺不张、右肺过度通气、气胸等;插管位置过浅,临床上相对少见,可造成声带损伤和导管滑出。X 线胸片可清晰显示金属气管导管管壁和定位丝。

气管插管的并发症多种多样。误入食管是气管插管较为罕见但致命的并发症。食管和气道在正位 X 线胸片上相互重叠,所以误入食管的气管导管难以被发现。疑似病例可加摄右后斜位,同时患者头向右转,以分开重叠的食管和气管。另外,远段食管和胃腔的扩张,插管与气道内气体的偏离是诊断其的间接征象。纵隔气肿、颈部皮下气肿,血肿和脓肿形成是气管插管的少见并发症。而拔管的并发症包括喉部损伤和声带麻痹。一个少见但严重的并发症为气管撕裂,多为远段气管后壁膜部受累,其早期征象包括球囊变大,管向远段移位等间接征象包括气胸纵隔气肿、颈部皮下气肿和呼吸衰竭。气管切开一般用于需长时间器械通气的患者。其优势在于颈部活动不会影响管的位置。管尖端需位于气管 $1/2\sim2/3$ 水平,约 T_3 水平。气管切开的早期并发症包括喉返神经损伤,面部损伤,肺尖损伤造成气胸、纵隔气肿、皮下气肿,感染,溃疡形成,穿孔,出血等。而长期置管并发症发生率高达 60%,包括气管狭窄,气管软化,气管撕裂,气管肉芽肿形成,气管无名动脉瘘(症状包括发热、颈部脓肿、大量咯血等),气管食管瘘(症状包括吸入和胃扩张等),胃部感染,管腔阻塞。另外,医源性肺炎发病率也增加。

19％的气管插管和65％的气管切开患者并发气管狭窄。气囊过度充气造成气管黏膜缺血、坏死、溃疡形成，其后气管软骨环软化、破坏，最终纤维化导致狭窄。气管狭窄好发部位有：最常见的为气管切开处，球囊造成的狭窄多位于切开点上方1～1.5cm。狭窄段长约1～4cm，呈环形狭窄。螺旋CT的二维重建技术可以冠状面、矢状面显示狭窄，有利于更好地评价狭窄范围，而仿真支气管镜技术可模拟纤维支气管镜，显示狭窄管腔内情况，具有较高的临床应用价值。

(二)中心静脉导管

ICU患者的中心静脉导管多用于肠外营养、化疗、监测中心静脉压和血液透析等。常见的中心静脉导管穿刺入口包括锁骨下静脉，颈内静脉和股静脉。而正确的导管尖端位置应位于右心房、上腔静脉或穿刺入路同侧的头臂干静脉内。了解血管的解剖走行有助于判断导管在位情况及插管的具体操作。头臂干静脉分叉处位于胸锁关节后方。右侧头臂干静脉垂直汇入上腔静脉，左侧头臂干静脉于胸骨后方从左向右走行汇入上腔静脉。放置中心静脉导管后，需拍摄X线胸片以明确导管位置，并排除并发症可能。X线胸片上的正确导管尖端位置为第一前肋肋骨头的内侧。一般X线胸片足以诊断，如有疑问可加摄侧、斜位片，甚至在中心静脉管内注射2～3ml造影剂，以判断其尖端位置。

放置中心静脉导管并发症发生率为1％～15％。操作者经验缺乏、左入路置管、嵌入透析管等都会增加其发生率。最常见的并发症为气胸。而导管位置过深可引起心脏破裂、心律失常和补液的异位输入。迟发并发症包括延迟静脉穿孔，血栓形成，夹闭综合征，导管断裂等。上腔静脉穿孔的影像学诊断直接征象包括导管尖端穿出血管壁和导管尖端的弯曲，间接征象包括纵隔增宽、心影增大，血/气胸等。中心静脉导管导丝破坏血管内皮，导致血栓形成，CT表现为局部血管管腔内的充盈缺损，多普勒血管超声也是一种诊断血栓的无创性检查方法。气体栓子形成是一种较为少见的并发症，CT扫描中肺动脉腔内气体的显示可明确诊断。夹闭综合征是指行走于锁骨和第一肋骨之间的部分导管受压，导致管腔不畅和断裂，其影像学表现为该部位的局部导管管腔狭窄。其他并发症包括纵隔气肿、臂丛神经损伤，动静脉瘘形成，膈神经损伤和胸导管撕裂等。

经外周静脉穿刺的中心静脉置管(PICC)是指由外周静脉(贵要静脉、肘正中静脉、头静脉)穿刺插管，其管径较小，可长时间留置。导管尖端应位于上腔静脉内。插管后可即刻拍摄X线胸片以明确导管位置并排除并发症可能。

(三)肺动脉导管(Swan-Ganz导管)

肺动脉导管主要用于测量左心终末舒张压，以计算心排血量和血管阻力。而在心功能异常或多脏器衰竭的患者中左右心脏活动往往不协调,肺动脉导管测量的实际上是左房压。放置肺动脉导管,一般从颈静脉、锁骨下静脉或股静脉,进入右心室,然后到达肺动脉分叉下 $5.08\sim7.62cm$(2～3 英寸)水平。置管后应立即复查胸片,导管尖端应位于以肺门为中心 2cm 的范围内,即导管尖端位于肺动脉主干或叶肺动脉内,且插管后的 $24\sim72h$ 内应多次复查 X 线胸片。导管位置过低,可影响肺动脉瓣活动,进而影响心率;位置过远,如到达段肺动脉水平,可造成肺动脉栓塞及肺梗死。

肺动脉置管的并发症多种多样,其发生率达 24%,包括心律失常、肺动脉栓塞、气胸、肺动脉穿孔、心内膜炎、静脉气体栓子形成、败血症等。偶见导管打结、弯曲。肺动脉导管造成的肺梗死,其影像学表现与其他病因造成的肺梗死相同,典型表现为导管远端的楔形肺实变影,其边缘光滑完整。肺动脉破裂罕见,其病死率高达 $46\%\sim70\%$,发生率约 0.2%,多见于肺动脉高压、高龄、气囊位置错误或过度充气的患者。轻度的肺动脉破裂影像学表现为突发的导管尖端周围的斑片影,临床症状为咯血。肺动脉破裂还可造成肺动脉假性动脉瘤形成,一般发生于肺动脉破裂后的 2 周内,其 CT 表现具有特征性,为突发的边界清楚的肺内结节,增强后明显强化,可并发肺实变,有时病灶周围可见到肺出血造成的毛玻璃样斑片影,介入栓塞是治疗假性动脉瘤有效方法。近年来对导管源性血栓形成的认识逐渐加强,文献报道其发生率达到 $1\%\sim11\%$,其可能的发病机制包括:位于小动脉腔内的导管阻滞血流,或导管与血管壁接触导致附壁血栓形成等。

(四)主动脉内球囊反搏

多用于心源性休克和心脏手术患者围术期改善心功能,其由一个梭型充气球囊和远端的导管组成,一般从股动脉置入降主动脉内,心脏舒张期球囊扩张,可增加主动脉的舒张压和冠状动脉的血流灌注,心脏收缩期球囊放气,可保证主动脉内的血液流出,从而降低左室后负荷。球囊充、放气活动由心电图监测。

正确球囊的尖端位置为左侧锁骨下动脉开口远侧,可增加对冠脉的影响,同时减少左侧锁骨下动脉梗阻及血栓形成等。其并发症主要由球囊位置错误造成,主动脉夹层亦曾被报道。

(五)胸腔引流管

胸腔引流管用于引流胸腔内的气体、液体和血液,其导管尖端正确位置为 $4\sim9$ 肋间隙水平,前胸壁锁骨中线或腋中线。引流气胸时,引流管位置于胸膜腔内气体的上部,而引流胸腔积液时,引流管应置于胸膜腔内液体的下部。通常置管后需多角度拍摄胸片,以保证引流管位置正确。

最常见的胸腔引流管置管并发症为插管位置不正确,如引流管误入肺内、纵隔内,膈下等。单一位置胸片,只能初步评价引流管尖端的位置,有时无法排除重叠伪影的影响。如单一位置的胸片显示引流管尖端位于右侧肺底,实际上引流管可能位于胸膜腔、肝脏实质内或软组织内。所以,如发现引流管引流不畅,需立即行CT检查以排除位置错误。最常见的位置错误为引流管误入肺内、肝脏和脾脏。其他胸腔引流管置管并发症包括出血、感染、脏器损伤和复张性肺水肿。复张性肺水肿是一种罕见但致命的并发症,其死亡率高达20%,其可能病理机制为气胸和置管治疗的时间间隔过长,长时间气胸可造成肺泡-毛细血管、基底膜缺氧,以及肺泡表面物质的丢失和快速液体位移等,复张后的肺组织发生急性水肿。

(六)胃管

胃管插管主要用于引流内容物、营养患者及用药。胃管通过鼻腔、鼻咽部进入食管,后快速进入胃腔,最后胃管下端到达贲门以远10cm处,以保证胃管的所有侧孔位于胃腔内。置管后,通常使用抽吸胃液、pH测量和置听诊器于患者胃部,快速经胃管内胃内注入10ml空气,听到过水声来确定胃管位置。但实际上使用上述方法后胃管置管位置错误发生率仍达10%,所以仍需拍摄胸片以确定胃管位于膈下、胃腔内。胃管置管的并发症多种多样,包括鼻出血、鼻窦炎、食管炎症、狭窄、穿孔、胃管误入胸膜腔、气道和气胸等。其中胃管误入气道多见于镇静状态和昏迷患者,所以应透视下插管或插管后复查胸片,以避免上述并发症的发生。

三、危重病救治过程中肺部主要并发症的影像学表现

(一)肺气压伤

机械通气的应用极大地改善了危重病患者并发急性呼吸衰竭的生存率,但其所带来的不利影响也是造成并发症、甚至死亡的主要病因。在危重病处理中,气压伤常是正压通气的后果,特别是在疾病危重时需要加用呼气末正压(PEEP)情况下,在通气患者中气压伤发生率为4%~15%,如有基础肺疾病者则可高达60%。尤其在急性呼吸窘迫综合征者,在重危患者中出现气压伤时,吸气峰压超过$40cmH_2O$最易引起气压伤,有一研究显示当吸气峰压超过$40cmH_2O$时,88%产生肺间质气肿。

气压伤最常见的表现有肺泡外气体积聚。当肺泡和环绕的间质间的压力梯度超过临界点,肺泡破裂形成肺间质气肿。然后,气体沿着血管旁结缔组织进入肺门,引起肺间质气肿和纵隔气肿。腔内气体过度膨胀,致纵隔膜破裂,进入胸膜腔,导致气胸形成。同时,在叶间隔积聚的气体也可逐渐离散进入相邻的胸膜下结缔

组织,形成胸膜下气肿疱,多位于肺的内下部和前部。胸膜下气肿疱破裂也可导致气胸。

肺间质气肿早期影像学征象非常隐匿,仅表现为肺和心、膈交界处透亮影模糊度增加,和肺气肿很难区别。在实变肺中,则可较易见到由肺门向外放射的透亮带。但通常需要见到有大气肿疱形成才可确认。这些气肿疱可出现感染,使壁增厚,并形成液平。间质性气肿可促使感染沿着分离形成的通道播散。

(二)纵隔气肿

据 Woodring 等报道一组 ARDS 患者中有 88% 出现肺间质气肿,导致 37% 患者出现纵隔气肿,77% 出现气胸。另一组 ARDS 患者的研究中,有 50% 患者纵隔气肿出现在气胸发生前。纵隔气肿通常对临床影响不大,除非集聚的气体量很多,才会对血流动力学产生影响。

影像学上多数可见沿纵隔左侧边缘有一清晰的透亮带。纵隔气肿常和位于内前侧的气胸表现相似。但如发现气体将纵隔血管结构分隔,或向上延伸至颈部,或向下延及腹部,则可鉴别。此外,纵隔气肿可跨中线延及对侧,在心脏下方形成所谓横膈连续征,而气胸时由于胸膜分隔则仅局限于一侧。

(三)心包气肿

多见于心脏手术后,在心缘外有清晰的透亮带,心包气肿量大时,可引起心脏压塞。

(四)气胸

在 ICU 中发生的气胸,大多数是由于气压伤或医源性损伤所致。医源性气胸最常见的原因是继发于中心静脉导管留置,发生率约为 1%。通气治疗时气胸的发生率为 4%～15%,有报道在 ARDS 中甚至可达 87%,是死亡的独立预测因素。机械通气时发生的气胸进展很快,经常形成张力性气胸(60%～96%)。随着呼吸机应用时间的延长,以及基础肺疾病的存在,气胸发生的危险性增加。在这些患者中,即使气体量很小,对临床影响也很大;但床旁胸片却很难发现。仰卧位或半卧位摄片约有 30% 可漏诊,而其中一半可进展到张力性气胸,前内侧和肺基底部气胸常被漏诊,在一项研究中,涉及这些部位的约占 64%。位于肺门下方的气胸具有一些特征性的影像学改变,包括前肋膈角透亮度增高所致的"深沟"征,可见上腹透亮区和清晰的膈影及心缘。偶尔,气胸可使横膈的前部和后部边界同时显示,形成双膈征;也可由于气胸使心旁脂肪垫显示,形成类似团块影。

在合并肺实变或重度慢性肺疾病时,气胸的影像学表现和分布将会出现相应的改变,肺则出现不均匀收缩。位于后内侧的气胸常伴有下叶病变,气体位于萎缩肺叶的内侧。由于胸腔内气体可显示后纵隔结构,因而可类似于纵隔气肿表现,但后者气体常延及腹部可有助于鉴别。有胸膜粘连时,气胸可包裹于一些少见部位。

单纯性气胸和张力性气胸均可见肺收缩和纵隔移位。但胸片上心缘和上腔静脉边缘变平是张力性气胸最突出的表现,反映静脉回流受损。横膈影反转、肋间隙增宽和奇静脉食管线移位可辅助诊断。在有严重肺疾病,特别是 ARDS 时,张力性气胸影像改变不明显。在通气支持下的 ARDS 患者病情恶化时,胸片中如有新的透亮区出现即应疑及气胸,CT 常可帮助确诊。

（五）胸腔积液

大多数在 ICU 中出现的胸腔积液量少,无并发症,多为手术后所致。心胸外科手术后,胸腔积液常见。上腹部手术后有报道约为 60%,下腹部手术后为 34%。小量胸腔积液通过保守治疗可以吸收。但在急性呼吸衰竭时,即使少量抽液也可显著改善氧合。中等量到大量单个或多个包裹性肺炎旁积液、脓胸和血胸需要引流,因而经皮在影像引导下导管引流是首选。引流的目的是控制感染,使萎缩肺复张,防止胸膜纤维层形成。CT 和超声检查均能帮助检测病情的演变,即使在危重患者中,气胸发生的危险性也很低。在床旁超声引导下,有研究表明其气胸发生率约为 3%,而据临床报道为 18%。

（六）吸入性肺炎

吸入性肺炎是由于内源性分泌物或外来物质进入下呼吸道所引起的肺部病变,ICU 患者常易发生吸入性肺炎,因为有多种因素可促使产生吸入性肺炎,如:全身麻醉、神志改变,引起会厌关闭和咳嗽反射机制受损;神经损伤或是运动障碍,引起吞咽困难;气管切开、气管插管及胃管等引起会厌关闭功能受损,或贲门括约肌机械性损伤;解剖结构改变,形成食管狭窄、憩室、气管食管瘘;咽麻痹、延髓麻痹等。这些因素造成了反复、大量的吸入,导致肺部并发症的产生。据美国 Mayo Clinic 对麻醉过程分析,提示小肠梗阻是最易促使吸入的因素,急诊手术患者较选择性手术患者更易引起吸入性肺炎。最可能发生的时间是在咽喉镜拔出前,但有 57% 者找不到致病原因。多数患者吸入后不产生临床后果,但若产生并发症则半数需要机械通气支持。

ICU 患者中采用肠道营养也是高危因素,但营养途径不同(经鼻、经胃、经空肠等)并不影响吸入频率。由于吸入的营养液 pH 常处于中性,且持续滴注速度较慢,故较少形成严重肺炎。

吸入性肺炎临床可表现为化学性肺炎、胸膜炎、肺感染以及急性气道阻塞。肺损伤的范围及严重性取决于吸入容量、吸入物酸度和其中所含颗粒数量。肺炎多见于右侧，发生在平卧位时则常累及肺的后背部。若吸入为无菌的胃内容物，则大多数可恢复而无并发症产生。

影像学检查可见单侧或双侧结节、肺泡浸润影、实变，病变可出现融合，实变影边缘模糊，初期阴影分布与重力无关。由于患者吸入后常会用力咳嗽及深吸气，吸入液体多分布在外周肺泡区。但在继发细菌性肺炎后则多位于中、下背部，与重力相关。

最初 X 线影像异常的范围和预后无关。通常在开始 24h 内会有改善，少数患者可产生急性呼吸衰竭，或经过临床和影像学一段时间稳定后，继发产生细菌性肺炎和 ARDS，病死率可达 25%。

在 ICU 中常规使用抗酸剂或 H_2 受体拮抗剂会导致胃中细菌定植增加，这些患者出现吸入后，常易导致肺炎。Prod'hom 等研究了机械通气、吸入性肺炎和应激性溃疡预防三者间的关系。他们根据在插管后肺炎发生的时间，将 4d 定义为早发型，4d 后为迟发型。结果发现早发型通常由金黄色葡萄球菌、肺炎链球菌或流感嗜血杆菌等引起，可能继发于口咽部吸入；迟发型则典型地由胃分泌物中找到的革兰阴性菌所致。他们认为在其 84% 的迟发型肺炎患者中，其胃内已先有革兰阴性菌定植。

吸入性肺炎的并发症有肺脓肿、胸腔积液和支气管胸膜瘘。大多数肺脓肿经抗生素应用及体位引流后吸收，内科治疗无效的需考虑影像学引导下经皮引流，经皮引流有效，并发症少。CT 是帮助判断脓肿大小和位置的最好方法。

如吸入咽部或胃内固体物质时则可出现急性气道阻塞。其临床及影像学改变则取决于阻塞的水平和程度，中央气道阻塞可致全肺不张，而叶支气管阻塞则引起肺叶不张，影像学可显示肺不张，或气体引起单侧过度充气和纵隔移位，后者则更多见于儿童。

四、CT 影像形态分析在 ARDS 临床处理中的应用

急性肺损伤（ALI）和急性呼吸窘迫综合征（ARDS）是危重医学中较为常见的综合征，常是危重疾病的最后共同通道。通透性增加所致的肺水肿、血管外肺水的增加和肺参与通气区域的大量减少是其主要特征。从分布上看，ARDS 的病理改变是一个不均质过程：低垂区是完全实变区，逐渐移行到肺泡陷闭区、通气区。由于影像技术的进步，这些病理变化已可从影像学的改变中观察到。在近 20 年中，随着 CT 在危重病领域的应用，尽管由于影像检查仪器，尤其是 CT 设备以及检查方法的不同，在描述形体变化中可有不同。但从观察的资料中显示，以往在胸片基

础上得出的 ARDS 是均质肺实质改变的概念是不正确的。CT 图像清楚显示 ARDS 是一个不均质过程,而且 ARDS 的形态学也因引起的原因不同而有改变;其形态学随病程、是否使用机械通气以及患者的体位而改变。因而 CT 对 ARDS 的病理生理的了解、改善临床处理方法有很大实用价值。

(一)ARDS 病理改变的 CT 基本表现

在 ARDS 病理过程中,CT 上显示的磨玻璃阴影可以反映 ARDS 的炎症过程:主要为肺泡壁的异常增厚,炎性细胞、细胞碎片和水肿充填肺泡。实变系指细密的实质阴影,不论是片状或弥漫性的,均反映肺实质处于完全或近乎完全无气状态,是由于肿泡腔充满液体和细胞,或是可复张肺单位内出现塌陷(肺不张),或是两者混合。网状影则反映分布的间质线状增厚,可以是急性过程(水肿或间质炎症)或慢性过程(纤维化)的表现。ARDS 早期阶段表现为肺的不均质改变,从概念上可将其分为 3 部分:

1.正常或接近正常区域

经常位于非重力依赖区(患者在仰卧位时,即处于腹侧区)。

2.磨玻璃阴影区

位于中间区。

3.实变区

大多数位于低垂区(即在仰卧位时,处于背侧区)。

此时在肺内存在着腹—背侧的密度垂直梯度,同时还存在头足梯度,即密度从肺尖到肺基底部增加。

(二)CT 监测 ARDS 的动态改变

ARDS 的病程是一个动态过程;其病理变化通常可分为 3 个阶段:

1.急性期(第 1 周)

毛细血管充血、通透性增加,间质、肺泡水肿,肺泡上皮广泛坏死,嗜酸性细胞透明膜形成,I 型肺泡细胞受损。

2.亚急性期(4~8d)

水肿、血管充血减少,II 型肺泡细胞增生,透明膜减少。

3.慢性期(8d 后)

成纤维细胞增生,移行至肺泡渗液中,早期纤维化,在肺泡、间质、呼吸性支气管有结缔组织形成。

因而其 CT 影像改变,有的可在 1 周内吸收,但也可迁延。

慢性损伤后 1 周,渗出转变成机化改变时,液体重吸收,总的影像密度下降,肺的结构广泛变形。随着时间延长,实质纤维化可引起间质和支气管血管影变形。

在 1～2 周后,可出现胸膜下囊肿或大泡,大小不一,可见于低垂区,也可见于非重力依赖区,这常和通气延长有关。大泡出现在非重力依赖区,可能是过度扩张所致,如出现在中间区的即可能是由于 PEEP 水平不足而致该区肺泡复张-闭合过程中形成切变力的结果。网状影也见于非重力依赖的接近正常肺区,可能和机械通气有关,有报道出现网状影区与最初 CT 出现细密影程度呈负相关,提示纤维化多出现在接受机械通气量多的区域。

(三)炎症发病机制对 ARDS 形态学的影响

ALI/ARDS 发病因素中有直接损伤和间接损伤。经气道的直接损伤(吸入,肺炎)和肺外病灶通过血流(主要为腹部疾病,败血症)的间接损伤,肺外病灶经过血流(主要为腹部疾病和毒血症)和直接损伤经过气道(吸入,肺炎)的影响,在呼吸动力机制上是不同的。其病理改变的分布也有不同。直接损伤时肺实质出现多灶性改变,肺泡募集和复张较少;间接损伤由于血流分布的介质作用,分布较均匀,引起比较弥散、均质的肺实质改变。在动物实验中,可见间接损伤的主要改变是间质。

因此,ARDS 在不同致病因素影响下,其形态学表现不同。Goodman 等对比观察双侧早期肺内因素和 11 例肺外因素所致的 ARDS 患者,肺外因素所致者主要表现为双侧对称磨玻璃阴影和背侧及基底部实变,而肺内因素则常不对称,常为致密实质影和磨玻璃影混合。

(四)CT 影像与机械通气参数设定

为了定量不同通气状态的肺区域,可以在肺组织的 X 线密度的基础上,在 CT 扫描图像上建立某一容积的肺组织的 X 线衰减量或像素(容积和量之比)和该容积肺组织的物理密度间的关系,进行 CT 图像的定量分析,为机械通气的模式和参数的设定提供了直接帮助。

1986 年前,人们在 ARDS 的机械通气设定中,一直认为 ARDS 时,顺应性降低是全肺变硬的关系。通过 CT 图像分析,现在认识到呼吸顺应性与无通气区域、通气不良区的数量无关,而与正常通气组织紧密相关,吸入的气体大多数是进入这些区域。因而早期直接测定的是将正常通气区代表了整个肺区。在 ALI/ARDS 时,参与通气的肺区并未变硬,而是容积变小。

在机械通气时,肺保护性策略的主要因素是肺开放。以往认为肺开放主要发生在压力-容积曲线的下拐点周围,近来根据理论和数学模型,认为复张是沿着整个压力容积曲线,远远高于下拐点。CT 图像分析提供了直接证据,显示它不仅远高于下拐点,甚至高于上拐点,并呈明确的空间分布趋向(腹-背和头-腹趋向)。复张压曲线的 S 形意味着开放压呈高斯分布,在 ARDS 中肺有不同开放压区域,存在较大的变动范围。Terragni 等对 30 例 ARDS 患者,使用潮气量为 6ml/kg、PEEP 范围在 8～15cmH$_2$O 的通气治疗。结果经 CT 证实,有 10 例其 63% 的潮气通气是发生在过度充气区。潮气通气所致的过度充气和平台压的显著增加(＞28cmH$_2$O)、机械通气时间的延长(＋6d)以及局部炎性反应增加有关。表明肺形态学改变是一个关键因素:有肺正常充气区增大者(肺充气区局部性缺失)比表现为双肺弥漫性充气区缺失者的危险性要增加。在 PEEP 为零时呈现局灶性肺充气区缺失者比弥漫性肺充气区缺失者在潮气通气时更易产生过度充气。因而需注意低潮气量并不能防止所有 ARDS 患者的呼吸机相关性肺损伤。临床上应该通过影像检查注意肺的形态学改变,在有局灶性肺充气区缺失和正常充气区较大的患者中,呼气末正压和平台压不应分别超过 10～12cmH$_2$O 和 27cmH$_2$O。同时该研究也清楚显示,呼吸机相关性肺炎发生在原有肺充气区,通过潮气通气所致的过度充气后引起,不一定要通过经典的远端肺结构的“开-关”机制。

Galiatson 等也利用肺形态学监测,对俯卧位通气在急性肺损伤患者中的作用过程进行了研究。他们对 21 例进行通气支持,设置潮气量为 6ml/kg,并按压力-容积曲线将 PEEP 设定在下拐点上方 3～5cmH$_2$O,同时给予 2 个连续肺复张模式(峰压 40cmH$_2$O,压力-控制模式,PEEP 20cmH$_2$O,持续 30s)。在仰卧和俯卧位时,于呼气末对全肺进行 CT 扫描,其中 15 例有大叶性急性肺损伤(主要位于下叶),6 例为弥漫性急性肺损伤(CT 上呈双侧、弥漫性透亮度降低)。2 组患者肺复张模式和俯卧位通气均能改善氧合。但在大叶性急性肺损伤者,还可见到 3 种表现:呼吸系统顺应性增加,PaCO$_2$ 下降以及过度充气肺区明显减少。俯卧位通气比肺复张模式能使肺不充气区有更多的复张,降低过度充气区的范围,导致充气区的分布比较均匀,大叶性急性肺损伤从俯卧位通气得益更多。

该研究进一步证明了俯卧位通气能够增加肺的复张,改善动脉血氧合,增加 CO$_2$ 清除,并可减少通气诱致的肺过度充气,而这些好处和肺的形态学有很大关系:对有局灶性肺充气区缺失、主要表现在下叶者可以减少过度充气,降低 PaCO$_2$;而对弥漫性肺充气区缺失(所谓“白肺”)者则主要是改善氧合,并不能减少呼吸机诱致的过度充气和 PaCO$_2$。究其原因,可能是由于对大叶急性肺损伤者,俯卧位可使胸壁顺应性减少,同时缓解心脏对下叶的压迫,使肺的基底部及背部再充气,减少腹侧肺区的过度充气所致。在呼气末时的 CT,未显示肺泡去复张的证据,提示了在俯卧位时肺充气区已分布比较均匀。Galiatsou 等的研究同样证明了在对急性肺损伤的通气处理时,应该经常考虑肺的形态学改变,也即肺内充气区缺失的分布对通气的影响。

由于影像技术的进步,增加了对肺部疾病的病理生理的了解,能进一步改善临床处理方法。

第五节　支气管镜在呼吸系统急危重症中的应用

一、纤维支气管镜(纤支镜)的应用

1.经支气管镜检查

(1)大气道阻塞:通过直视、活检、刷检可明确大气道阻塞的原因及性质。纤支镜诊断肺癌的阳性率比较高,约83%。尤其是管腔内肿瘤。此外,还可行经纤支镜针吸活检(TBNA):应用经纤支镜吸引可回缩活检针穿刺至肿块或增宽的隆突进行抽吸涂片,对黏膜下浸润或沿管壁生长的肿瘤尤为合适。支气管镜对外伤性气管及支气管断裂的诊断有独特的作用,可为选择治疗方案提供重要依据。

(2)咯血:在小量、中等量咯血患者或大咯血止血后,经纤支镜可追根寻源,明确咯血的部位及原因。对部分被怀疑有支气管扩张症的患者可行选择性支气管碘油造影;对静脉碘过敏试验阴性患者,经纤支镜将注射导管伸入需造影支气管管口内 1～2cm,灌注 2%盐酸利多卡因 2ml 后快速灌注 30%泛影葡胺 3～5ml,即刻摄片。

(3)肺弥散性疾病:经支气管镜检查可用于肺弥漫性疾病的病因诊断,如结节病、肺-肾出血综合征、肺气肿、肺泡细胞癌、硅沉着病、肺泡蛋白沉着症等。常用方法:①支气管肺泡灌洗术(BAL):用无菌 37℃生理盐水 20～30ml,通过注射导管,缓慢注入需检查叶段,然后以−8～−10mmHg 的压力吸入回收瓶,反复进行 4～5 次,注入液总量不超过 300ml,总回收率应在 40%左右。回收液在 4℃保存,送细胞学、免疫学、肿瘤相关抗原等检查。②经纤支镜肺活检(TBLB):可在电透下明确部位活检,也可盲目活检,盲目活检部位尽量不选择中叶或舌叶,活检时将活检钳伸入至预定深度或至胸壁,此时患者可感到活检相应局部胸痛,然后固定纤支镜,将活检钳退出 3cm,于患者深吸气末打开活检钳,嘱患者深呼气并屏住呼吸,快速推进活检钳 1cm,立即合钳,慢慢牵出。

(4)感染性疾病可用防污染标本毛刷(PSB)进行病原学检查,PSB 为双层套管,经消毒处理后的毛刷隐藏于管腔内,顶端有聚乙烯乙二醇或琼脂堵塞,防污染效果好,到达检查部位时,伸出双套管,再将毛刷推出外套管进行刷检。通过 PSB 收集的下呼吸道分泌物做细菌学检查,结果可靠。BAL 检查对免疫受损或免疫抑制者的机会感染,如肺孢子虫、分枝杆菌、巨细胞病毒感染以及军团菌感染有很大诊断意义。

2.经支气管镜肺泡灌洗(BAL)

BAL 技术已广泛用于呼吸系统疾病的诊断与治疗。除了前面所述的诊断作用外,对于由于支气管、肺泡内过多黏液及脓性分泌物潴留,或因长期吸入有害粉尘及异常代谢物质沉积等引起的某些肺部疾病,自 20 世纪 60 年代以来,不少学者已采用将生理盐水直接注入呼吸道进行灌洗治疗,清除呼吸道及肺泡内滞留物质,排除致病因子,缓解气道阻塞,协助控制感染,即形成治疗性 BAL。

根据治疗性 BAL 治疗的目的、适应证及操作方法等不同,可分为全肺灌洗法及选择性支气管、肺泡灌洗法。全肺灌洗法又根据灌洗液的多少分为大容量全肺灌洗法和低容量全肺灌洗法。

全肺灌洗法是在全麻条件下,插入双腔导管,使左右主气管完全分隔,在一侧机械通气下,对另一侧行全肺灌洗。该方法主要用于硅沉着病及其他无机尘肺、肺泡蛋白沉着症、肺囊性纤维化、哮喘重度发作等病症的治疗。

选择性支气管肺泡灌洗法是在局麻下经支气管镜对某支气管、肺叶(段)用少量盐水进行灌洗。该法操作简单、并发症少、患者易于耐受,主要用于支气管、肺化脓性感染、气道分泌物、痰栓阻塞等病症的灌洗治疗。

选择性 BAL 适应证:①支气管肺部感染,因引流不畅使感染难以控制者。②肺脓肿,脓性引流不畅而脓腔不易闭合者。③慢性阻塞性肺疾病、重症肺炎等,大量气道分泌物潴留、阻塞,呼吸衰竭难以控制者。④各种原因引起的吸入性肺炎,分泌物引流不畅致感染加重者。⑤黏液痰栓阻塞,致哮喘重度发作并难以控制者。

常选用 Olympus BF-1T40 支气管镜(操作孔道 2.8mm),有调节吸引压力装置的电动吸引器,37℃生理盐水及 1.5%碳酸氢钠溶液。

操作步骤:①按支气管镜检查常规操作;②支气管镜到达病变部位,直视下尽量吸净气道内分泌物;③经支气管镜操作孔道注入 37℃生理盐水或 1.5%碳酸氢钠溶液 10~25ml,并反复吸引,必要时用活检钳钳夹协助打通气道;④反复注入和吸引,液体总量可达 100~200ml。

操作中应密切观察心电及血氧饱和度的变化,并持续吸氧。术后给予抗生素以预防或控制感染。选择性 BAL 治疗一般较安全,少数患者治疗后有低氧血症、发热、肺部浸润阴影及肺功能短时间降低，多经对症处理而缓解。

（1）低氧血症：当大量液体注入一侧肺时，该侧的肺泡内压力和胸腔内压力升高，使该侧的血流灌注减少，气体交换主要在非灌洗侧肺进行。在液体引流后，被灌注侧肺泡和胸腔内的压力迅速降低，肺血管的灌注明显增加，非灌注侧肺的血流相对减少，通气/血流比失调，从而导致低氧血症。因此，在操作中需持续给氧，同时行机械辅助通气。

（2）发热灌洗后数小时可有发热，可能与残余液体吸收有关，一般无须特殊处理。如高热不退，白细胞总数及中性粒细胞升高，考虑有肺部感染，应给予抗生素治疗。

（3）肺泡浸润：常发生在术后24h，一般可自行消失，无须特殊处理。具有气道高反应的患者，可雾化吸入 β 受体激动剂。有重度呼吸衰竭者，应有机械通气支持。

选择性 BAL 注意事项：①治疗前应拍摄胸片，了解支气管肺部具体病变情况，严格掌握治疗适应证及禁忌证。②灌洗液温度应保持 37℃，以免刺激气道，导致支气管痉挛。③吸引分泌物压力以 100～200mmHg 为宜，防止吸力过高损伤气道黏膜导致出血。④病情危重患者行选择性 BAL 时，应有机械通气支持，并行心电、血氧饱和度仪监测。⑤注意无菌操作，严防交叉感染。

二、经支气管镜肺活检（TBLB）

对于某些危重未获明确诊断的患者，可通过支气管镜对原因未明的肺部肿块或结节状病灶、肺部病灶弥漫性病变、疑有肺部严重感染而缺乏依据者进行肺活检。

TBLB 的禁忌证主要包括：①心功能不全、严重呼吸功能不全者；②剧烈咳嗽、不能配合者；③出血倾向未能纠正者；④明显肺动脉高压患者。

1.操作方法

（1）无 X 线透视下 TBLB 技术：利用胸部 X 线片、胸部 CT 或直接根据引流支气管异常来定位，行 TBLB。优点：①不需 X 线透视设备；②操作简便。缺点：①有一定盲目性，对结节性病灶的活检阳性率不高；②操作不熟练者易发生并发症。

方法：根据胸片或 CT 确定病变的部位，常规纤维支气管镜检查，纤支镜插入病变区的段、亚段支气管，活检钳进入病变区支气管，至患者感插入局部胸壁疼痛。活检钳退出 2cm，于患者深吸气并屏气时打开活检钳，活检钳推进 1cm，于患者呼气末关闭活检钳；退出活检钳。观察局部无活动性出血后，退出纤支镜。

（2）X 线透视下 TBIB 技术：在 X 线透视下行纤支镜检查，根据透视的情况确定活检的位置。

优点：定位准确，活检阳性率高。缺点：需要 X 线设备的辅助。

方法：常规纤支镜检查，纤支镜插入病变区的段支气管；X 线透视下，活检钳进入亚段、亚亚段支气管，并进入活检目标；在吸气末张开活检钳，呼气末关闭活检钳，取出肺组织送检。

2.主要并发症与处理

（1）出血：在部分病例活检后可有少量痰中带血，大量出血少见。大量出血的原因：①多由活检钳不锐利或钳夹用力过小，未能夹切断组织，引起肺组织撕裂伤；②累及支气管动脉的末梢分支；③周围型肺内肿块血供丰富。

大出血的处理：①经纤支镜局部灌注肾上腺素、去甲肾上腺素、立止血或凝血酶；②Fogarty 气囊导管置入出血的亚段支气管腔内，充气止血；③全身应用止血药物；④必要时开胸手术止血。

（2）气胸发生率＜10%。原因：①未钳夹断组织致肺撕裂并累及脏层胸膜；②活检钳进入过深或操作动作过大，直接损伤脏层胸膜；③原有肺气肿、肺大疱。

处理：①肺压缩＜30%者给予吸氧、卧床休息，1 周内可自行吸收；②肺压缩≥30%者应胸腔穿刺抽气；③开放或张力型气胸时应行胸腔闭式引流。

3.TBLB 中的注意事项

肺活检宜在一个肺叶内进行，不宜在多个肺叶同时进行。一般主张于右下叶外基底段活检，尽可能减少并发症的发生，舌叶和中叶因非特异性纤维化和血管变异易发生气胸和出血，不主张在此活检，但近来也有作者认为中叶和舌叶可以作为活检部位。活检钳必须锐利，合钳用力适当，要夹断肺组织不造成肺撕裂伤。

4.提高 TBLB 阳性率的措施

（1）准确确定活检靶位和进钳深度，乃活检成功的关键之一。

（2）熟悉纤支镜下支气管解剖关系，保证活检工具能准确进入病变所在部位的段或亚段支气管。

（3）根据病变特点选用适当型号的纤支镜和活检工具，如对尖段或尖后段病变，尽量选用口径较细、可弯曲度较大的纤支镜。紧靠肺门或较大的块影，应首选穿刺针抽吸肺活检。

（4）认真辨认纤支镜下提示病变所在部位的迹象，为正确选择活检工具进入病灶所在的段或亚段的管口提供线索。

（5）联合应用多种活检工具。

（6）对弥漫性肺病变应选择病变密集的部位,不同的肺段或亚段采样,一般主张于右下叶外基底段,而舌叶和中叶因非特异性纤维化和血管变异易发生气胸和出血。

（7）术后留痰送检可进一步提高阳性率。

（8）加做支气管黏膜活检,弥补肺活检之不足,如结节病、播散型肺结核,在行肺活检的同时,如发现支气管黏膜有异常改变处亦应进行活检。

三、支气管镜在治疗上的应用

1.引导经鼻气管插管

抢救危重病并发急性呼吸衰竭时气管内插管对患者呼吸道通畅和呼吸管理极为重要。因患者在清醒状态下难以忍受、患者烦躁和牙关紧闭等不配合、由于口面部外伤或解剖异常导致普通喉镜经口插管发生困难时,可借助纤支镜进行经鼻插管。患者在清醒状态下,取仰卧位,头颈部保持自然状态,以2%利多卡因局部麻醉鼻咽部,危重者紧急时也可不麻醉进行操作。操作者站于患者头部后方,助手位于患者左侧,维持呼吸道畅通并给氧、吸痰。选择合适的气管套管型号,用液体石蜡润滑患者的鼻腔、纤支镜插入部及气管导管气囊表面,将气管导管套在纤支镜外,置于纤支镜上端,在直视下经鼻腔送纤支镜进入,边进镜、边观察呼吸道情况。将纤支镜送入声门下,固定纤支镜,推送气管导管进入气管内。从纤支镜观察确认气管导管在气管下段后,退出纤支镜,边出镜边吸净分泌物,使呼吸道通畅。予气囊充气,固定气管导管,根据病情连接呼吸机。插管过程中监测血压、心率及血氧饱和度,以便对可能发生的心律失常等并发症进行及时处理。纤支镜引导下紧急气管插管突出的优点是在直视下插管,插入迅速,对鼻咽部损伤小,操作安全,方法简便,成功率高,患者容易耐受,并可直接观察呼吸道腔内情况,及时清除呼吸道分泌物,适用于急性呼吸衰竭、麻醉困难气管插管和心肺复苏的抢救。

2.呼吸道异物摘取

纤支镜对呼吸道异物的钳取并不逊于硬质气管镜,纤支镜不需全麻,且患者痛苦少,操作简单,安全度大,可窥视范围大、深、远,便于发现异物。取支气管异物方法根据X线胸片提供的部位,查找异物,通过合适的异物钳夹紧异物连同纤支镜一起退出等治疗处理。个别异物落入气道内时间较长,致气道周围明显炎性反应或异物近端形成炎性肉芽肿致管腔窄、阻塞,异物嵌入气管远端与气管黏膜相嵌较密,钳夹比较困难,对气管异物周围炎性反应明显者进行局部抗炎和全身抗炎相结合。呼吸道异物经纤支镜钳取安全快捷,并发症少。但对于儿童,因其气管直径较小,且不易配合,应在手术室内全麻下进行。如遇金属异物,可在 X 线透视下进行钳取。

3.咯血治疗

(1)药物喷洒:经鼻或从气管插管进镜,观察到出血部位或血块阻塞部位时,从钳道孔注入 0.1% 肾上腺素 3~5ml,3~5s 后用负压吸引器把血液从操作孔道吸出,重复 2~3 次,直到纤支镜下见到活动性出血。对呼吸道严重血块阻塞造成严重呼吸困难的患者,先从纤支镜的操作孔道注入 0.1% 肾上腺素 3~5ml,然后用异物钳将血块钳成碎块,用负压吸引血块。也可选用 0.6% 去甲肾上腺素 1~2ml 或凝血酶 5~10ml(100U/ml),局部喷洒止血,首先吸出气管及支气管内积血,探明出血部位,采用冰生理盐水 20~30ml,通过支气管镜喷洒至出血的部位,留置 1min 后吸出,连续数次,再注入 1:2000 肾上腺素溶液 5~10ml、浓度为 1000U/ml 凝血酶 5~10ml,证实无出血后拔出支气管镜。对咯血者诊断困难、保守治疗又无法控制病情,尤其大咯血时,紧急做纤支镜检能及时发现出血部位,局部应用止血药可迅速止血,能清除患侧与健侧的积血以改善肺功能。

(2)用 Forgarty 气囊导管进行填塞:气囊导管进入出血支气管内,然后充气阻塞出血支气管,24h 放空气囊,观察无出血后拔管。

(3)高频电刀止血:在明确出血部位后,可用电刀烧灼止血。

4.肺不张治疗

在明确肺不张原因的基础上,解除引起肺不张因素,并可对不张肺段进行选择性支气管内吹气鼓肺。胸外伤危重病患者多有肋骨骨折、肺支气管挫伤或出血、血气胸等并发症,加上胶布固定或颅脑外伤伴意识不清、咳嗽反射差、胸廓运动功能明显受限、疼痛及卧床等因素均使呼吸道排痰困难、血块及分泌物等排出受到影响,易发生肺不张,对此类患者可用纤支镜吸引排痰,并行病原学检查。纤支镜进入气管后,仔细检查各叶、段支气管,对不张肺所属的叶支气管进行吸引,如果堵塞的痰液、痰痂或血痂不能经吸引和钳取清除,每次可用 20ml 生理盐水行支气管灌洗,反复多次吸引,直至痰液吸除支气管通畅。纤支镜入支气管或小支气管后,找到病灶痰液积聚较多处,常规用无菌痰液收集器留取痰培养标本。对年龄大的患者,应分次吸引,确保操作过程氧饱和度>90%。

5.呼吸道烧伤

由于呼吸道黏膜烧伤,痰液潴留、肺不张,一方面造成肺部感染,另一方面可影响换气功能,如不能及时有效地控制肺部感染、清除呼吸道黏膜的创伤水肿,可导致急性呼吸窘迫综合征及由此引起的严重缺氧,危及患者的生命。对呼吸道烧伤患者行纤支镜吸痰及支气管肺泡灌洗术,安全可行,值得临床大力推广。

6.气道内肿瘤

大气道的肿瘤可阻塞气道,引起呼吸困难,甚至窒息,此时需紧急畅通气道,保证呼吸通畅,常用的方法有:①局部微波透热疗法和微波组织凝固法(MTC);②掺钕钇铝石榴石(Nd-YAG)激光疗法,此方法疗效最明显、改善症状最快;③血卟啉＋氩离子激光疗法;④冷冻疗法;⑤高频电凝。

7.气管狭窄

对于大气道狭窄引起呼吸困难的危重患者,可在纤维支气管镜的引导下,选择合适部位通过狭窄的气管或支气管段,到达预定位置后,后退推送器外套管,释放出镍钛合金记忆支架,退出纤维支气管镜,观察患者反应,再次进支气管镜,观察支架位置,必要时注入冰水,调整支架位置。支气管镜难以通过的狭窄,可先用微波或激光烧灼。恶性肿瘤所致的气道狭窄,放置支架后宜行经纤维支气管镜腔内用计算机程控微型[192]铱源后装机近距离内照射治疗。

第三章　呼吸系统常见危重症

第一节　慢性阻塞性肺疾病急性加重

慢性阻塞性肺疾病(COPD)是一种具有气流受限特征的疾病,气流受限不完全可逆、呈进行性发展,与肺部对有害气体或有害颗粒的异常炎性反应有关。在漫长的病程中,反复急性加重发作,病情逐渐恶化,呼吸功能不断下降,最终导致呼吸衰竭,以致死亡。因此加强对 COPD 急性加重期(AECOPD)的判定与治疗是治疗和控制 COPD 进展的关键。

一、COPD 急性加重的原因

1.基本原因

(1)吸烟:吸烟既是 COPD 重要的发病因素,也是促使 COPD 不断加重的诱发因素。吸烟者肺功能的异常发生率高,FEV,的年下降率较快,死于 COPD 的人数较非吸烟者明显多。

(2)职业性粉尘和化学物质:当职业性粉尘及化学物质(烟雾、过敏原、工业废气及室内空气污染等)的浓度过大或接触时间过久,均可导致 COPD 发生,进而使气道反应性增加,使 COPD 急性加重。

(3)空气污染:化学气体如氯、氧化氮、二氧化硫等,对支气管黏膜有刺激性和细胞毒性作用。空气中的烟尘或二氧化硫明显增加时,COPD 急性发作显著增多。其他粉尘如二氧化硅、煤尘、棉尘、蔗尘等也刺激支气管黏膜,使气道清除功能受损害,为细菌侵入创造了条件。烹调时产生的大量油烟和生物燃料产生的烟尘与COPD 发病有关,生物燃料所产生的室内空气污染可能与吸烟具有协同作用,可引起 COPD 急性发作。

(4)感染:呼吸道感染是 COPD 发病和加剧的另一个重要因素,肺炎链球菌和流感嗜血杆菌可能为 COPD 急性发作的主要病原菌。病毒也对 COPD 的发生和发展起作用。儿童期重度下呼吸道感染和成年时的肺功能降低及呼吸系统症状发生有关。

（5）气道功能受损：吸烟、氯气污染、有害颗粒均损害支气管纤毛上皮；支气管黏膜过度产生黏液，抑制分泌物的正常排泄；巨噬细胞和中性粒细胞的吞噬功能受损，影响下气道的清除功能。

（6）社会经济地位：COPD 的发病与患者社会经济地位相关，社会经济地位相对差的人群发病率较高，这可能与各自的生活环境、空气污染的程度不同、营养状况、医疗水平不同等因素有关。

2.诱发因素

常见诱发因素有：①寒冷、气候变化或受凉；②空气污染；③劳累、精神刺激等；④上呼吸道感染，大约 2/3 的病例由感染所致，其中非典型微生物和病毒感染约占 1/3。COPD 急性加重的诱因与引起 COPD 发病因素往往一致，这些因素促使 COPD 发生、发展，因此避免这些诱发因素，可预防 COPD 的发生，对于 COPD 患者来说，可预防急性加重的发作，避免病情恶化。

二、COPD 所致呼吸衰竭的病理生理

COPD 是一种具有气流受限特征的疾病，其气流受限不完全可逆，呈进行性发展，与肺部对有害气体或有害颗粒的慢性异常炎性反应有关，慢性炎性反应累及全肺，在中央气道（内径＞2～4mm）主要改变为杯状细胞和鳞状细胞化生、黏液腺分泌增加、纤毛功能障碍，临床表现为咳嗽、咳痰；外周气道（内径＜2mm）的主要改变为管腔狭窄，气道阻力增大，延缓肺内气体的排出，使患者呼气不畅、功能残气量增加。其次，肺实质组织（呼吸性细支气管、肺泡、肺毛细血管）广泛破坏导致肺弹性回缩力下降，使呼出气流的驱动压降低，造成呼气气流缓慢。这两个因素使 COPD 患者呼出气流受限，在呼气时间内肺内气体呼出不完全，形成动态肺过度充气（DPH）。由于 DPH 的存在，肺动态顺应性降低，其压力容积曲线趋于平坦，在吸入相同容量气体时需要更大的压力驱动，从而使吸气负荷增大。DPH 时呼气末肺泡内残留的气体过多，呼气末肺泡内呈正压，称为内源性呼气末正压（PEEPi）。由于 PEEPi 存在，患者必须首先产生足够的吸气压力以克服 PEEPi，才可能使肺内压低于大气压而产生吸气气流，这也增大了吸气负荷。肺容积增大造成胸廓过度扩张，并压迫膈肌使其处于低平位，造成曲率半径增大，从而使膈肌收缩效率降低，辅助呼吸肌也参与呼吸。但辅助呼吸肌的收缩能力差，效率低，容易发生疲劳，而且增加了氧耗量。COPD 急性加重时上述呼吸力学异常进一步加重，氧耗量和

呼吸负荷显著增加,超过呼吸肌自身代偿能力,使其不能维持有效的肺泡通气,从而造成缺氧及 CO_2 潴留,严重者发生呼吸衰竭。

三、COPD 急性加重期的判断

1.根据临床表现判断

COPD 急性加重是患者就医住院的主要原因,但目前尚无明确的判断标准。一般来说,是指原有的临床症状急性加重,包括短期咳嗽、咳痰、痰量增加、喘息和呼吸困难加重,痰呈脓性或黏液脓性,痰的颜色变为黄色或绿色提示有细菌感染,有些患者会伴有发热、白细胞升高等感染征象。此外,亦可出现全身不适、下肢水肿、失眠、嗜睡、日常活动受限、疲乏抑郁和精神错乱等症状。

2.辅助检查

诊断 COPD 急性加重需注意除外其他具有类似临床表现的疾病,如肺炎、气胸、胸腔积液、心肌梗死、心力衰竭(肺心病以外的原因所致)、肺栓塞、肺部肿瘤等。因此,当 COPD 患者病情突然加重,必须详细询问病史、体格检查,并作相应的实验室及其他检查,如胸部 X 线、肺 CT、肺功能测定、心电图、动脉血气分析、痰液的细菌学检查等。

(1)肺功能测定:急性加重期患者,常难以满意地完成肺功能检查。当 $FEV_1 <$ 50%预计值时,提示为严重发作。

(2)动脉血气分析:静息状态下 $PaO_2 < 60mmHg$ 和(或)$SaO_2 < 90\%$,提示呼吸衰竭。如 $PaO_2 < 50mmHg$,$PaCO_2 > 70mmHg$,$pH < 7.30$ 提示病情危重,需进行严密监护或入住 ICU 进行无创或有创机械通气治疗。

(3)胸部 X 线影像、心电图(ECG)检查:胸部 X 线影像有助于 COPD 加重与其他具有类似症状的疾病相鉴别。ECG 对心律失常、心肌缺血及有心室肥厚的诊断有帮助。螺旋 CT、血管造影和血浆 D-二聚体检测在诊断 COPD 加重患者发生肺栓塞时有重要作用,低血压或高流量吸氧后 PaO_2 不能升至 60mmHg 以上可能提示肺栓塞的存在,如果临床上高度怀疑合并肺栓塞,则应同时处理 COPD 和肺栓塞。

(4)实验室检查:血红细胞计数及血细胞比容有助于了解有无红细胞增多症或出血。血白细胞计数增高及中性粒细胞核左移可为气道感染提供佐证。但通常白细胞计数并无明显改变。有脓性痰者,同时应进行痰培养及细菌药物敏感试验。血液生化检查有助于确定引起 COPD 加重的其他因素,如电解质紊乱(低钠、低钾和低氯血症等)、糖尿病、营养不良等。

3.COPD 严重程度分级

COPD 严重程度评估分级需根据患者的症状、肺功能改变程度、是否存在合并症(呼吸衰竭、心力衰竭)等确定,其中反映气流受限程度的 FEV_1 下降有重要参考意义。根据肺功能检测结果,将 COPD 严重性分为 4 级。

Ⅰ级(轻度 COPD):其特征为轻度气流受限,患者的 $FEV_1/FVC<70\%$,但 $FEV_1\geqslant80\%$预计值,通常可伴有或不伴有咳嗽、咳痰。

Ⅱ级(中度 COPD):其特征为气流受限进一步恶化,$50\%\leqslant FEV_1<80\%$预计值,并有症状进展和气短,运动后气短更为明显。

Ⅲ级(重度 COPD):其特征为气流受限进一步恶化 $30\%\leqslant FEV_1\leqslant50\%$预计值,气短加剧,并且反复出现急性加重,影响患者的生活质量。

Ⅳ级(极重度 COPD):为严重的气流受限,$FEV_1<30\%$预计值,或者合并有慢性呼吸衰竭。此时,患者的生活质量明显下降如果出现急性加重则可危及生命。

四、COPD 急性加重期的监护

1.生命体征监测

(1)呼吸频率:对呼吸系统疾病而言,呼吸频率不仅可以反映病情的严重程度和病情的变化,而且也是反映无创或有创机械通气疗效的重要指标。如果病情好转或治疗得当,呼吸频率会逐渐趋于正常;如果病情加重或治疗不当,呼吸频率会持续增快。当二氧化碳潴留严重,导致呼吸中枢受抑时,则会出现呼吸减慢。

(2)心率:对于重症患者,心率也是反映病情的重要指标。心率的改变能够反映缺氧、二氧化碳潴留以及呼吸肌做功的增加;感染加重时心率亦明显加快。有时心率的变化早于血气或血象、胸片的改变。故密切观察心率变化能更早发现病情变化,从而及时进行相应检查,做出正确的临床判断。

(3)血压:伴有重症呼吸功能障碍的 COPD 患者,血压降低者并不少见。其原因可能是由于感染严重、心脏功能受损或并发消化道出血等所引起的感染性休克、心源性休克或失血性休克;或者是由于正压机械通气导致血流动力学不稳定;或者是由于镇静剂的使用;或者是液体入量不足。血压降低甚至休克时,重要脏器灌注障碍,可以加重病情甚至导致患者死亡。因此,应动态监测血压的变化,以及早发现病情变化,及早处理。

(4)体温:约 50%COPD 患者急性恶化的原因是感染,所以多有不同程度的发热,通常感染越重,体温越高,故应常规监测体温变化。部分患者由于久病体弱、高龄等原因,体温变化可与病情发展不平行。

（5）神志：缺氧和二氧化碳潴留均可引起神志变化，如智力或定向功能障碍、烦躁、嗜睡甚至昏迷。由于 COPD 患者一般年龄较大，容易合并其他系统疾病，故神志改变时还应除外脑血管病变、电解质紊乱、血糖改变或严重心律失常等。

2.其他监测

咳嗽、咳痰和气短是 COPD 患者最主要的症状，普通患者可以用 BCSS（气短、咳嗽、咳痰评分）评分表判断症状严重度及疗效，对于伴有呼吸衰竭者，也应密切观察气道是否通畅、咳痰是否有力、痰量和性状的变化、辅助呼吸肌运动和三凹征，以及是否出现胸腹矛盾运动等表现。此外还包括心肺查体、紫绀、水肿等，生命体征监测如前所述。

3.辅助检查

（1）脉搏血氧饱和度（SaO_2）：一般而言，当 $SaO_2 > 92\%$ 时，PaO_2 可维持在 60mmHg 以上。但是，脉搏血氧饱和度监测也存在局限性，首先其准确性受多种因素影响，例如低血压、组织灌注不良时所测得的 SaO_2 偏低，血中碳氧血红蛋白增高时（一氧化碳中毒）结果偏高；其次，SaO_2 的变化与 PaO_2 并不平行，当 SaO_2 > 90% 时，氧离曲线处于平坦部分，此时用 SaO_2 不能很好评估 PaO_2 水平，因此，仍需通过动脉血气分析了解 PaO_2 情况。脉搏血氧饱和度监测可以减少动脉血气分析的次数，但是不能完全取代之。

（2）经皮氧分压（$PtcO_2$）和经皮二氧化碳分压（$PtcCO_2$）：利用经皮氧分压电极和二氧化碳分压电极紧贴于患者皮肤，电极直接测定加温后皮肤表面的血氧分压和二氧化碳分压，根据 $PtCO_2$ 和 $PtcCO_2$ 的变化来了解动脉血氧分压和二氧化碳分压情况。影响皮肤性质和传导性的因素，如年龄、皮肤厚度、水肿、局部循环情况或应用血管扩张剂等因素均可影响测定的准确性。此外，由于测定中需加热至 43℃，因此在同一部位放置电极的时间不能超过 4h，否则可引起皮肤灼伤。目前，该方法尚未作为常规监测指标。

（3）动脉血气分析：动脉血气分析对于了解患者的氧合和通气状况、有无酸碱失衡、指导药物治疗和调节机械通气参数具有重要价值。其准确度好，是目前临床上常用的监测指标。不过由于该检查需要采集动脉血，因此不可能连续监测。

（4）床旁 X 线摄胸片：对于 COPD 呼吸衰竭的患者可常规进行，但不如标准后前位胸片的质量高。根据胸片可以了解肺部病变的部位、范围及其变化，有无气胸、胸腔积液或肺不张，以及气管插管或中心静脉置管位置等。

（5）病原学检查：如痰培养（标本来源于咳痰、经气管插管或气管切开吸痰、经纤支镜抽取的气道分泌物）、肺泡灌洗液培养、血培养、胸水细菌培养以及军团菌抗体、支原体抗体等检查,对于明确诊断及指导治疗均有意义。

(6)血象:COPD 呼吸衰竭患者合并感染或感染加重时,可见白细胞计数和(或)中性粒细胞增多。

(7)肺功能:肺功能是判断气流受限的客观指标,重复性好,对 COPD 的诊断、严重度评价、疾病进展、预后和治疗反应等均有重要意义。COPD 呼吸衰竭患者一般肺功能很差,目前已有多种小型便携式肺功能测定仪用于床旁肺功能监测,这些肺功能仪体积小、重量轻、操作简便,只要求患者吹一口气,就可测量出多项呼气和吸气指标,对判断病情很有帮助,可用于危重患者呼吸功能的评价。

(8)营养:COPD 呼吸衰竭患者病情较重,常因摄入不足和呼吸功增加、发热等因素,引起能量消耗增加,多数存在混合性营养不良,会降低机体免疫功能和引起呼吸肌无力,导致感染不易控制,加重呼吸衰竭。故应通过监测体重、皮褶厚度、白蛋白、氮平衡等评价营养状况,及时处理。

(9)其他:酸碱失衡和缺氧、二氧化碳潴留和机械通气密切相关,应常规监测,此外还应进行肝肾功能、电解质、凝血功能、液体出入量,以及血流动力学如中心静脉压、肺毛细血管楔压等的监测。

4.呼吸功能监测

COPD 伴有重症呼吸功能障碍患者有时需要无创或有创机械通气,这时呼吸功能监测就变得至关重要。主要包括以下内容:

(1)气道压力:气道压对血流动力学、气体交换的影响明显,并与肺气压伤的发生密切相关,因此监测气道压很重要。

1)气道峰压:是整个呼吸周期中气道的最高压力,在吸气末测得。正常值 9~16cmH$_2$O。机械通气过程中应尽量使气道峰压<35~40cmH$_2$O,若高于此值,气压伤的发生率升高。气道峰压过低的常见原因有管道脱开或漏气、气囊漏气,此外,患者存在过度通气时胸内负压过高也可导致气道峰压降低。气道峰压升高反映了气道阻力增高或肺顺应性下降,常见原因有人-机呼吸抵抗、气道分泌物阻塞、支气管痉挛等,此外,并发胸腔积液或气胸、明显腹胀、潮气量过大、内源性和外源性 PEEP、峰流速过高等均可影响气道峰压。

2)吸气平台压:是吸气后屏气时的压力,如屏气时间足够长(占呼吸周期的10%或以上),平台压可反映吸气时肺泡压,正常值 5~13cmH$_2$O。机械通气时应尽量使吸气平台压<30~35cmH$_2$O,否则易出现气压伤。近年来认为,监测平台压比气道峰压更能反映气压伤的危险,因为气道峰压反映气道压力和肺胸顺应性,而吸气平台压可反映肺泡最大压力。过高的平台压和过长的吸气时间也影响肺内

血循环的负荷。

3)内源性呼气末正压(PEEPi):COPD患者由于存在气流受限和过度充气,常有低水平 PEEPi。COPD加重期可出现高水平 PEEPi。除疾病本身可导致 PEEPi外,COPD呼吸衰竭患者如果进行机械通气,小管径的气管插管和呼吸参数的设置不当如频率过快或呼气时间过短等均可能加重 PEEPi。PEEPi 可损害心功能、增加气压伤危险、增加呼吸功,因此需要及时治疗。降低 PEEPi 的方法主要有延长呼气时间、降低患者通气要求、给予支气管扩张剂以及加用适当的外源性 PEEP。

4)平均气道压:平均气道压是扩张肺泡和胸壁的平均压力,其改变对呼吸机所致的气体交换(尤其是氧合)、心血管功能改变和气压伤方面均有明显影响。因此,应用平均气道压来指导呼吸参数调整的兴趣近年来正在增加。平均气道压受多种因素的影响,主要是吸气气道压、吸气时间分数和 PEEP。调整呼吸参数时,为避免意外,应监测平均气道压。

(2)肺通气

1)潮气量:机械通气患者,潮气量监测很重要。定容型通气模式下潮气量应等于预设潮气量;定压型通气模式下潮气量与预设的吸气压密切相关,也与患者的气道阻力和肺顺应性相关,此时可通过调整吸气压来达到理想的潮气量。部分呼吸支持的患者,自主呼吸时潮气量越大,越有希望撤机。

2)分钟通气量:潮气量和呼吸频率的乘积即为分钟通气量,是反映通气功能的重要指标,潮气量或呼吸频率的变化均可导致分钟通气量的改变,进而影响二氧化碳水平。二氧化碳潴留表明通气不足,需增加分钟通气量。当采用部分呼吸支持时,对分钟通气量和自主分钟通气量的监测有助于呼吸参数的调整以及评估能否撤离呼吸机。

(3)气体流量:吸气峰流速是临床常用的监测指标,正常值为 $40\sim100L/min$,吸气峰压和吸气时间与吸气峰流速相关。对正常肺而言,吸气峰流速越大,气道峰压和胸内压越高,潮气量也越大,但易导致局部肺泡过度扩张,易致气压伤,但这一理论并非完全适用于肺病患者。多数呼吸机可以提供多种送气流速方式,如方形波、减速波、正弦波等,以方形波和减速波最为常用,但目前并无确切证据说明孰优孰劣。

(4)气道阻力:COPD患者气道阻力明显增加。机械通气时气管插管产生的阻力在总呼吸阻力中占很大比例,与管腔内径关系最大,其次是吸气峰流速和气管插管长度。

(5)肺顺应性:COPD患者动态肺顺应性降低,这与气流阻塞有关,往往会导致呼吸功的增加。

（6）呼吸功：对于部分通气支持患者，由于呼吸机的切换和患者自身的呼吸动作之间存在时间差，始终存在使患者呼吸功增加的可能，故应调节好触发灵敏度、PEEP、吸气峰流速等以尽可能减少呼吸功。

（7）最大吸气压：是测定呼吸肌肌力的指标，可用于判断是否需要建立或撤离机械通气。

（8）气道闭合压：是反映呼吸中枢驱动力的指标，测定方法是在规律呼吸之外的间歇，在没有预先告知患者的情况下让气道在吸气前闭合，在患者还没有意识到气道闭合和对它做出反应之前这一瞬间（典型的为 0.1s）测出气道压改变（P0.1s）。

5.并发症的监测

（1）慢性肺源性心脏病心力衰竭：COPD 伴有重症呼吸功能障碍患者可以逐渐发展为慢性肺源性心脏病，并出现右心功能不全。可以通过临床有无颈静脉怒张、肝大、肝颈回流征、水肿、肺动脉高压或右室肥大征象，并辅以心电图、超声心动图检查以明确有无慢性肺心病以及有无右心衰竭。

（2）上消化道出血：COPD 呼吸衰竭急性加重期由于低氧、病重，可能合并上消化道出血，应注意相关征象，及时发现及时处理。

（3）其他脏器功能衰竭：危重患者应监测重要脏器功能，如肝功能、肾功能、凝血功能等，及早发现病情变化。

（4）机械通气并发症：对于机械通气的患者，还需注意监测有无机械通气并发症，如气管受压引起的溃疡、坏死、气道穿孔、气压伤、呼吸肌相关肺炎、肺不张等。

6.伴发疾病监测

COPD 呼吸衰竭患者多数是老年人，是心脑血管疾病的高危人群，合并冠心病、急性心肌梗死或急性脑血管病变者并不少见。一些需要呼吸机支持治疗的患者插管后无法用言语交流，故应注意心脏和神经系统体征，并定期检查心电图，以及早明确诊断。此外，危重患者无论既往是否有糖尿病病史，如果血糖升高或者难以控制，往往表明病情加重，应积极控制血糖。

7.药物不良反应监测

由于 COPD 伴有重症呼吸功能障碍患者往往使用的药物较多，应注意药物对肝肾功能的损害，过敏反应，以及神经精神症状，及时处理。

8.COPD 伴有重症呼吸功能障碍稳定期的监测

（1）肺功能：肺功能是评价气流阻塞程度的客观指标，定期检查肺功能有利于评价病情严重度、疾病进展和治疗效果。

（2）血气分析：血气分析监测可以了解缺氧和二氧化碳潴留情况，指导家庭氧疗和家庭呼吸机治疗等。

（3）活动耐力：COPD 患者活动耐力受多种复杂因素影响，包括通气功能、气体交换、循环、肌肉功能、营养状况以及临床症状，是评价 COPD 严重程度的更为客观综合的指标，目前多用 6min 步行距离来评价活动耐力。

（4）临床症状：患者对临床症状严重程度的记录有助于监测疾病活动、调整治疗和评价预后。BSCC 可用来评价 COPD 患者咳嗽、咳痰和气短三个主要症状的严重程度，是一稳定有效的工具，对症状变化较为敏感，可及早发现病情恶化。

（5）生活质量：COPD 疾病逐渐进展所表现出的临床症状对患者的日常生活、社会活动和情感等方面均有明显影响。有研究表明健康状况是除气流受限和年龄外与 COPD 病死率明显相关的因素之一。目前多用 St George's 呼吸问卷（SGRQ）来评价 COPD 患者的生活质量。该调查表可信性、可行性和敏感性较好，在实际应用中取得了很好的效果。

五、COPD 急性加重期的治疗

COPD 急性加重期的治疗，需在缓解期治疗的基础上有所加强，如用抗胆碱药物与 β_2 受体激动剂雾化治疗，以尽快缓解症状，常用药物有异丙托溴铵及沙丁胺醇。对呼吸困难、喘息症状明显者，全身应用糖皮质激素，可使症状缓解，病情改善。由于细菌感染是 COPD 急性加重的常见原因，尤其是病情较重者，痰量增加及痰的性状改变并为脓性者，合理使用抗菌药物对其预后至关重要。

由于 COPD 急性加重反复发作的患者常常应用抗菌药物治疗，加之细菌培养影响因素较多，痰培养阳性率不高，且难以及时获得结果，初始经验治疗显得尤为重要。因此应根据患者临床情况、痰液性质、当地病原菌感染趋势及细菌耐药情况选用合适的抗菌药物，除非病原菌明确，否则选择药物的抗菌谱不宜太窄。对伴有呼吸衰竭的患者，早期应用无创正压通气可以改善缺氧，降低动脉血二氧化碳分压，减少有创呼吸机的应用。对于痰液黏稠、气道分泌物多，容易误吸者等不适合进行无创通气者，可根据病情考虑气管插管或气管切开进行机械通气。

1.控制性氧疗

氧疗是 COPD 急性加重期住院患者的基础治疗。无严重合并症的 COPD 急性加重期患者氧疗后易达到满意的氧合水平（$PaO_2 > 60mmHg$ 或 $SaO_2 > 90\%$）。但宜给予低浓度吸氧，吸入氧浓度一般不超过 35%，吸入氧浓度过高，可能发生潜在的 CO_2 潴留及呼吸性酸中毒。给氧途径包括鼻导管或 Venturi 面罩，其中 Venturi 面罩能更精确地调节吸入氧浓度。氧疗 30min 后应复查动脉血气，以确认氧合满意，且未引起 CO_2 潴留及（或）呼吸性酸中毒。

2.抗感染治疗

COPD 急性加重多由细菌感染诱发，故抗生素治疗在 COPD 急性加重期治疗中具有重要地位。当患者呼吸困难加重，咳嗽伴有痰量增多及脓性痰时，应根据 COPD 严重程度及相应的细菌分布情况，结合当地常见致病菌类型及耐药流行趋势和药物敏感情况尽早选择敏感抗生素。如对初始治疗方案反应欠佳，应及时根据细菌培养及药敏试验结果调整抗生素。通常 COPD Ⅰ级（轻度）或Ⅱ级（中度）患者加重时，主要致病菌多为肺炎链球菌、流感嗜血杆菌及卡他莫拉菌；属于Ⅲ级（重度）及Ⅳ级（极重度）COPD 急性加重时，除以上常见细菌外，尚可有肠杆菌科细菌、铜绿假单胞菌及耐甲氧西林金黄色葡萄球菌。发生铜绿假单胞菌的危险因素有：近期住院、频繁应用抗菌药物、以往有铜绿假单胞菌分离或寄植的历史等。要根据细菌可能的分布采用适当的抗菌药物治疗。抗菌治疗应尽可能将细菌负荷降低到最低水平，以延长 COPD 临床缓解期的持续时间。长期应用广谱抗生素和糖皮质激素易继发深部真菌感染，应密切观察真菌感染的临床征象并及时采用防治真菌感染的措施。

3.支气管舒张药的应用

短效 β_2 受体激动剂较适用于 COPD 急性加重期的治疗，若效果不显著，可加用抗胆碱能药物，如异丙托溴铵，噻托溴铵等。对于较严重的 COPD 急性加重者，可考虑静脉滴注茶碱类药物。由于茶碱类药物血药浓度个体差异较大，治疗窗较窄，监测血清茶碱浓度对于评估疗效和避免不良反应的发生都有一定意义。β_2 受体激动药、抗胆碱能药物及茶碱类药物由于作用机制不同，药代及药动学特点不同，且分别作用于不同大小的气道，所以联合应用可获得更大的支气管舒张作用。但联合应用 β_2 受体激动剂和茶碱类时，应注意心脏方面的副作用。

4.糖皮质激素的应用

COPD 急性加重期住院患者宜在应用支气管舒张药的基础上，口服或静脉滴注糖皮质激素，其剂量要权衡疗效及安全性，建议口服泼尼松 30～40mg/d，连续 7～10d 后逐渐减量停药；也可以静脉给予甲泼尼龙 40mg，每日 1 次，3～5d 后改为口服。延长给药时间或加大激素用量不能增加疗效，反而会使不良反应增加。

5.机械通气治疗

可根据病情需要给予无创或有创机械通气，一般首选无创性机械通气。机械通气，无论是无创或有创方式，都只是一种生命支持方式，在此条件下，通过药物治疗消除 COPD 急性加重的原因,使急性呼吸衰竭得到逆转。

(1)无创性机械通气(NIPPV):使用 NIIPPV 要注意掌握合理的操作方法,提高患者依从性,避免管路漏气,从低压力开始,逐渐增加辅助吸气压和采用有利于降低 $PaCO_2$ 的方法,从而提高 NIPPV 的效果。NIPPV 的适应证(至少符合其中 2 项):①中至重度呼吸困难,伴辅助呼吸肌参与呼吸,并出现胸腹矛盾运动;②中至重度酸中毒(pH 7.30~7.35)和高碳酸血症($PaCO_2$ 45~60mmHg);③呼吸频率>25 次/min。禁忌证(符合下列条件之一):①呼吸抑制或停止;②心血管系统功能不稳定,如出现低血压、心律失常、心肌梗死等;③嗜睡、神志障碍及不合作者;④易误吸者(吞咽反射异常,严重上消化道出血);⑤痰液黏稠或有大量气道分泌物,不易自行排出者;⑥近期曾行面部或胃食管手术者;⑦头面部外伤,固有的鼻咽部异常;⑧极度肥胖;⑨严重的胃肠胀气。

(2)有创性机械通气:在积极药物和 NIPPV 治疗后,患者呼吸衰竭仍进行性恶化,出现危及生命的酸碱失衡和(或)神志改变时,宜用有创性机械通气治疗。病情好转后,根据情况可采用无创机械通气进行序贯治疗。

有创机械通气指征:①严重呼吸困难,辅助呼吸肌参与呼吸,并出现胸腹矛盾运动;②呼吸频率>35 次/min;③危及生命的低氧血症(PaO_2<40mmHg 或 PaO_2/FiO_2<200mmHg);④严重的呼吸性酸中毒(pH<7.25)及高碳酸血症;⑤呼吸抑制或停止;⑥嗜睡、神志障碍;⑦严重心血管系统并发症(低血压、心律失常、心力衰竭);⑧其他并发症,如代谢紊乱、脓毒血症、肺炎、肺血栓栓塞症、气压伤、大量胸腔积液等;⑨无创通气失败或存在无创通气的禁忌证。

临床使用最广泛的三种通气模式为辅助控制通气(A-CMV),压力支持通气(PSV)或同步间歇指令通气(SIMV)与 PSV 联合模式(SIMV+PSV)。因 COPD 患者广泛存在内源生呼气末正压(PEEPi),为减少因 PEEPi 所致吸气功耗增加和人机不协调情况,可常规加用一适度水平(为 PEEPi 的 70%~80%)的外源性呼气末正压(PEEP)。COPD 的撤机可能会遇到困难,需设计和实施一周密方案。有创一无创序贯机械通气被用于帮助早期脱机,并已取得良好的效果,可推荐应用。

6.其他治疗措施

在严密监测液体出入量和血电解质的情况下,适当补充液体和电解质,注意维持液体和电解质平衡;注意补充营养,对不能进食者需经胃肠补充要素饮食或给予静脉高营养;对卧床、红细胞增多症或脱水的患者,无论是否有血栓栓塞性疾病史,均需考虑使用肝素或低分子肝素,预防深静脉血栓形成和肺栓塞;采用物理方法排痰和应用化痰排痰药物,积极排痰治疗;识别并治疗冠心病、糖尿病、高血压等伴随疾病和其他合并症,如休克、弥散性血管内凝血、上消化道出血、肾功能不全等。

第二节 哮喘持续状态

支气管哮喘是由于机体反应、植物神经功能失调所引起的气管、支气管反应过度增高所导致的广泛性、可逆性小支气管炎症及痉挛性疾病,其临床特点为发作性伴有哮鸣音的呼气性呼吸困难,可自行或经治疗后缓解。哮喘严重发作持续12h以上未能控制者,称哮喘持续状态。

一、临床表现及诊断要点

1.有反复发作的支气管哮喘病史,本次发作严重,持续12h以上,应用一般治疗不能缓解。

2.病人极度呼吸困难,呈张口呼吸,伴咳嗽不畅、大汗淋漓,听诊呼气延长、哮喘音和肺气肿体征。

3.循环障碍,心率增快常大于100次/min或出现奇脉。若循环进一步加重,胸腔压力增高,静脉回心血量减少,可使血压降低。

4.心电图可出现肺动脉高压,如电轴右偏,P波高尖等,胸部X线检查常有肺气肿征。

5.病人有以下特点常为病情严重的象征:①意识障碍;②血液气体分析:PaO_2 $<60mmHg$,$PaCO_2>50mmHg$ 表示病人除有严重缺氧外,还有二氧化碳潴留;③并发气胸或纵隔气肿。

二、鉴别诊断

1.心源性哮喘

有左心病变史,常并有心源性肺水肿,常在夜间睡眠中惊醒,发生呼吸困难,胸片及心电图符合左心疾患,强心利尿剂效果好。

2.气胸

常因咳嗽和在剧烈运动的情况下,突然出现剧烈的胸痛后呼吸困难,叩诊为鼓音,听诊呼吸音减弱,胸片示有气胸征象。

3.上呼吸道梗阻

因异物、肿瘤、炎症等引起的上呼吸道梗阻,可听到局限性哮鸣音,但与哮喘时两肺广泛哮鸣音不同,支气管扩张剂无明显效果。喉部或纤维支气管镜检查可明确诊断。

三、救治措施

哮喘持续状态的救治原则是：①解除支气管痉挛；②纠正缺氧状态；③积极控制感染；④及时对症处理。

1.吸氧

哮喘持续状态时,呼吸困难、心动过速、缺氧均危及生命,应立即给予氧气吸入,用鼻导管或面罩吸氧,鼻导管氧流量 1.5～2L/min,面罩氧流量＞5L/min。根据缺氧情况可适当加大每分钟氧流量,严重缺氧或 $PaCO_2$ 升高时应给予气管插管和机械通气。

2.应用支气管扩张剂

哮喘持续时应立即使用支气管扩张剂物。

(1)氨茶碱:对哮喘持续状态的病人首先用 5～6mg/kg 加入 5％葡萄糖注射液 20mL 稀释后缓慢静注(15～30min 内注射完),继之以 0.6mg/(kg·h)静脉滴注,24h 不超过 1.0g。吸烟者所需剂量较大,可达每小时 0.9mg/kg;有充血性心力衰竭、肺炎与肝病的病人,则适当减量,每小时 0.5mg/kg。如病人同时应用西咪替丁、红霉素,也必须减少用量,因它们干扰肝脏微粒体酶。对伴有心动过速的病人宜选用二羟丙茶碱(喘定)注射液。

(2)糖皮质激素:糖皮质激素主要作用有:①抑制炎症细胞释放炎症介质;②抑制细胞因子的产生;③抑制嗜酸细胞的活化与聚集;④减轻微血管渗出;⑤增强气道平滑肌对 β_2 受体的反应。糖皮质激素可以吸入、口服或静脉滴注,在哮喘持续状态时以静脉给药为宜,待症状减轻后可改为口服。一般首次以地塞米松 5～10mg 静注或加入 250mL 液中静滴,临床主张短疗程 3～5 天。停药要逐渐减量,同时要注意糖皮质激素可引起骨质疏松等副作用,儿童、绝经期妇女慎用。

(3)色甘酸钠:是一种非激素抗炎药,可部分抑制炎症细胞释放炎症介质,可以预防抗原和运动引起的气道收缩,能抑制嗜酸细胞反应。用量为 5mg 雾化吸入或 20mg 喷雾吸入。

3.纠正酸碱和电解质失衡

哮喘持续状态者血钾、钠、氯化物一般正常,但在入量不足或大量应用肾上腺皮质激素,产生低钾血症时,应口服或静脉补充氯化钾。根据血气分析及酸碱度测定,进行调整酸碱失衡,常见的包括呼吸性碱中毒,代谢性酸中毒,代谢性碱中毒及呼吸性酸中毒。为纠正明显代谢性酸中毒,并部分代偿呼吸性酸中毒,可小量应用碳酸氢钠。碳酸氢钠也可使支气管 β 受体对 β 受体兴奋药的敏感性增加,但使用碳酸氢钠时必须有有效的通气状态,应用量宜从小剂量开始。

4.补液

哮喘持续状态因呼吸用力和大量出汗,易发生脱水,痰不易咳出,应适当补液,每日补液 2000～3000mL,补液时注意心脏的功能。

5.积极控制感染

哮喘持续状态时感染机会较多,应酌情加用抗生素,有呼吸道感染时应积极控制感染。可按痰培养和药效试验结果,及时选用有效抗生素。一般可首选青霉素,可与庆大霉素联用。

6.处理并发症

哮喘持续状态时可并发自发性气胸、纵隔气肿、肺不张、肺炎等,应严密观察,及时发现并积极处理。

7.综合救治

在一般救治后症状在 12h 内不能控制,可加用下列药物:多巴胺 10mg、山莨菪碱 10～20mg、雷尼替丁 0.2g、10%硫酸镁 5～10mL 加入 5%～10%葡萄糖注射液 250mL,静脉滴注,20～30 滴/min,每日 1 次。

四、监测

1.一般监测

体温、脉搏、心率、血压;尿量,皮肤及肢端的颜色和温度;神志、瞳孔、神经反射,有无眼球结膜水肿及水肿程度。熟悉掌握病人病情及其变化情况。

2.血气分析监测

目前多采用动脉血气分析,采血前注射器用肝素处理,采血部位一般选择股动脉、肘动脉或桡动脉。采血后须立即排出针尖处的血液和泡沫,速用橡皮胶或软木密封针头。动态监测 PaO_2、$PaCO_2$、pH 值、HCO_3^-、BE 等值的变化。还可采用脉氧仪进行监测,将探头戴于指尖即可了解血氧饱和度(SpO_2)。

3.心电监护

缺氧、酸中毒、使用氨茶碱、西地兰,以及继发电解质紊乱等均可导致心律失常,重者危及生命。心律失常的出现提示病情加重,需要及时处理。

4.中心静脉压(CVP)监测

CVP 可反映血容量的变化,正常值为 5～12cmH₂O(0.49～1.18kPa)。过低提示血容量不足或静脉回流受阻,过高提示补液量过多及心力衰竭。

5.血液生化监测

根据病情需要或变化定期复查电解质、肝肾功能等指标供临床参考。

6.氨茶碱血浓度监测

氨茶碱代谢的个体差异较大,且肝肾功能受损、使用喹诺酮类抗生素等因素可使氨茶碱代谢减慢,易产生毒副作用,甚至心搏骤停而死亡。故应动态观察氨茶碱的血浓度。若血浓度为 $6\sim15\mu g/mL$ 属安全有效范围;$<6\mu g/mL$ 为无效浓度,应加大药物剂量;$>25\mu g/mL$ 为中毒浓度,应立即停用氨茶碱;$15\sim25\mu g/mL$ 为接近中毒浓度,须减少药物剂量。

第三节　呼吸衰竭

呼吸衰竭是由各种原因引起的肺通气或换气功能严重障碍,不能进行正常的气体交换,导致严重的低氧血症,伴(或不伴)二氧化碳潴留,从而引起一系列生理功能和代谢紊乱的综合征。临床上以海平面大气压下静息呼吸室内空气时,当动脉血氧分压(PaO_2)$<60mmHg$,或伴有二氧化碳分压($PaCO_2$)$>50mmHg$ 作为诊断呼吸衰竭的依据;若 $PaO_2<60mmHg$,$PaCO_2$ 正常或低于正常时为Ⅰ型呼吸衰竭;若 $PaO_2<60mmHg$ 且 $PaCO_2>50mmHg$ 时为Ⅱ型呼吸衰竭。

一、临床表现

1.呼吸异常的表现

呼吸异常的表现如呼气性或吸气性呼吸困难、潮式呼吸、点头样呼吸、间歇呼吸等。

2.缺氧的临床表现

(1)中枢神经系统:中枢神经对缺氧十分敏感,轻度缺氧即引起注意力不集中、头痛、兴奋等症状。重度缺氧出现烦躁不安、谵妄、惊厥,甚至引起脑水肿、呼吸节律改变和昏迷。

(2)心血管系统:开始时出现代偿性心率增快,心搏量增加,血压增高。当缺氧严重时,则出现心率减慢、血压降低、心律失常,同时还可引起肺小动脉收缩、肺动脉高压,导致肺心病的出现。

(3)呼吸系统:缺氧可通过刺激颈动脉窦和主动脉体的化学感受器,反射性地增加通气量,但其对呼吸的影响远较 CO_2 小。

(4)其他:缺氧可损害肝细胞,使转氨酶增高。轻度缺氧使肾血流量、肾小球滤过率增加,但当 PaO_2 下降至 40mmHg 时,肾血流量开始减少.肾功能受到抑制,出现蛋白尿、血尿和氮质血症。慢性缺氧通过肾小球旁细胞产生促红细胞生成素因子,刺激骨髓,引起继发性红细胞增多。

3.二氧化碳潴留的临床表现

(1)中枢神经系统:CO_2 潴留使血管扩张,脑血流量增加,早期起到代偿作用,如果病情持续或加重时,出现脑水肿,颅内压增高。由于 pH 值下降,引起细胞内酸中毒,初期抑制大脑皮层,表现为嗜睡,随后皮层下刺激增强,间接引起皮层兴奋,表现为躁动不安、兴奋、肌肉抽搐、失眠等。晚期则皮层和皮层下均受到抑制而出现"二氧化碳麻醉",病人表现为肺性脑病的症状。

(2)心血管系统:早期使血管运动中枢和交感神经兴奋,回心血量增加,使心率增快,血压升高,脉搏有力,也可引起肺小动脉收缩,而导致肺心病。脑循环对 CO_2 亦非常敏感,可使脑血流量增加,出现搏动性头痛。

(3)呼吸系统:CO_2 潴留可兴奋呼吸中枢,使呼吸加深加快。但随着 CO_2 浓度的增加,呼吸中枢反而受到抑制。

4.酸碱平衡失调与电解质紊乱

在Ⅱ型呼吸衰竭中呼吸性酸中毒最为常见,主要是因为肺泡通气不足,导致 CO_2 在体内潴留引起。病情较重者可合并代谢性酸中毒,多由于无氧代谢引起乳酸增加和无机盐积聚所致。另外,由于利尿剂的使用、大量葡萄糖的输入、皮质激素的应用等,可导致低钾、低氯血症,以及肾功能障碍等,都可引起代谢性碱中毒。少数病人可因机械过度通气导致呼吸性碱中毒,甚至还可出现三重酸碱失衡。酸碱失调时,又与电解质紊乱密切相关,如酸中毒时,细胞外 H^+,Na^+ 进入细胞内,而 K^+ 自细胞内移到细胞外,产生高钾血症;碱中毒时则相反。其他尚有低氯血症、低钠、低钙和低镁血症等。

5.肺性脑病

发生的原因主要是呼吸性酸中毒使脑细胞内 H^+ 浓度增加,pH 值下降导致脑组织酸中毒所致。低氧血症对于肺性脑病的发生居次要地位。临床表现为头痛、淡漠不语、多汗、嗜睡,随着 $PaCO_2$ 增加而出现兴奋、躁动不安、抽搐及无意识动作和行为、幻听等精神症状,最后昏迷、死亡。

6.其他表现

其他尚可出现肺心病、心力衰竭、胃肠道出血、肾功能不全、DIC 等。

二、诊断

临床上根据血气分析的结果,以 $PaO_2 < 60mmHg$ 和（或）伴有 $PaCO_2 >$

50mmHg 作为诊断呼吸衰竭的标准;若仅 $PaO_2 < 60mmHg$,$PaCO_2$ 正常或低于正常时,即为 I 型呼吸衰竭;若 $PaO_2 < 60mmHg$,$PaCO_2 > 50mmHg$ 时,即为 II 型呼吸衰竭。

三、救治措施

呼吸衰竭的急救原则是迅速改善通气,积极控制感染,纠正缺氧和二氧化碳潴留,为基础疾病的治疗争取时间和创造条件。

1.保持呼吸道通畅

(1)清除呼吸道异物:清除堵塞于呼吸道分泌物、血液、误吸的呕吐物或其他异物,解除梗阻,改善通气。对痰液黏稠者,可用祛痰药,如溴己新、祛痰合剂、氯化铵、氨溴索(安普索)等,无效者注意增加水分,多饮水和静脉补液(不少于 1000~1500mL/d),并用药物雾化吸入或超声蒸气雾化吸入。常用吸入药物:①庆大霉素 4 万 U+地塞米松 5mg+氨茶碱 0.25g+生理盐水 20mL;②α-糜蛋白酶 5~10mg +生理盐水 20mL;③青霉素 G40 万 U+链霉素 0.5g+氨茶碱 0.25g+α-糜蛋白酶 5mg+生理盐水 20mL。对咳痰无力者,可采用翻身、拍背、体位引流等措施帮助排痰。病情严重者,可用纤维支气管镜进入气管、支气管进行冲洗、抽吸。

(2)解除支气管痉挛:①避免诱发因素。引起支气管痉挛的因素很多,除疾病本身外,吸痰操作不当,吸入高浓度干燥氧过久、吸入气过冷、气管内给药浓度过高或药量过多等均可加重气管痉挛。②氨茶碱是最常用的药物,剂量 0.20~0.5g,加入 5%葡萄糖液 250mL 缓慢静滴,一般每日不超过 1.0g,也可用 0.25g 溶入 25%葡萄液 40mL 内缓慢静注。该药直接舒张支气管平滑肌,而且还有兴奋延髓呼吸中枢、提高膈肌收缩力、降低肺动脉阻力及利尿、强心的作用。但剂量过大会引起恶心、呕吐等症状,严重时有心悸、兴奋、心律失常等。对于老人、心肾功能减退者,应减量,或改用副作用较少的二羟丙茶碱,用量为 0.25~0.5g 加入 5%葡萄糖液 250mL 静滴。③β_2 受体兴奋药,常用的有沙丁胺醇、特布他林、沙美特罗(强力安喘通)、丙卡特罗(美喘清)等,气雾剂有沙丁胺醇(喘乐宁、舒喘宁)、特布他林(喘康速)等。④肾上腺皮质激素多用于重症支气管痉挛者,地塞米松 10~20mg/d 或氢化可的松 200~400mg/d,一般 3~5 天后减量。

(3)机械通气:当上述方法仍不能改善通气时,应立即建立人工气道。适应证:病情变化急剧、危及生命、意识障碍者,应立即行气管插管;其他如肺性脑病或其早期,经氧疗、呼吸兴奋药等积极治疗后,PaO_2 继续下降,$PaCO_2$ 继续升高,自主呼吸微弱、痰液不易排出等情况下也应建立人工气道。应急时可进行气管插管,但不宜久置。估计病情不能短期恢复者,应进行气管切开,长时间的切开时,要加强消毒隔离等护理手段和抗感染治疗,要注意继发感染的发生。过分干燥的气体长期吸入将损伤呼吸道上皮细胞,使痰液不易排出,细菌容易侵入而发生感染。因此,保证病人有足够液体摄入,保持气道的湿化是相当重要的,气道滴入的量以250mL/d 左右为宜。目前已有多种提供气道湿化作用的湿化器或雾化器装置,可以直接使用或与呼吸机连接应用。湿化是否充分的标志就是观察痰液是否容易咳出或吸出。

2.氧气疗法

氧疗的指证:低氧血症($PaO_2 \leqslant 80mmHg$),即是氧疗的指证。一般根据 PaO_2 的不同,将低氧血症分为 3 种类型,PaO_2 60～80mmHg 为轻度、40～60mmHg 为中度、<40mmHg 为重度低氧血症。吸氧浓度亦分为低浓度(≤35%)、中浓度(35%～50%)、高浓度(>50%)。轻度低氧血症一般不需要氧疗。

(1)Ⅰ型呼吸衰竭病人,多为急性病,以缺氧为主,因不伴有 CO 潴留,氧浓度可以提高到 50%,流量 4～5L/min,将 PaO_2 提高到 70～80mmHg。待病情稳定后,逐渐减低氧浓度。吸氧浓度可按下列公式推算:实际吸氧浓度(%)=21+4× O_2 流量(L/min)。

(2)Ⅱ型呼吸衰竭病人既有缺氧,又有 CO_2 潴留,宜用低流量(1～2L/min)、低浓度(24%～28%)持续吸氧。力争在短期内将 PaO_2 提高到 60mmHg 或以上,将 $PaCO_2$ 降至 55mmHg 以下。若在氧疗过程中 PaO_2 仍低于 60mmHg,PaO_2 >70mmHg,应考虑机械通气。

(3)吸氧途径:常规有鼻塞法、鼻导管法、面罩法等。对危重病人常规吸氧无效时,应考虑气管插管或气管切开进行机械通气治疗。吸入氧温度应保持在 37℃,湿度 80%左右。

(4)氧疗有效的指证:发绀减轻或基本消失,呼吸改善、平稳,神志好转,心率减慢,瞳孔恢复正常,出汗减少等。实验室检查:无 $PaCO_2$ 增高时,PaO_2 >60mmHg,有 $PaCO_2$ 增高时,PaO_2 应达到 50～60mmHg。

3.呼吸兴奋药的使用

呼吸衰竭经常规治疗无效,PaO_2 过低,$PaCO_2$ 过高,或出现肺性脑病表现或呼吸节律、频率异常时,均可考虑使用。常用药物有:

(1)尼可刹米(可拉明):直接兴奋呼吸中枢,使呼吸加深加快,改善通气。剂量:0.375～0.75g 静脉缓慢推注,随即以 3.0～3.75g 溶于 5%葡萄糖液 500mL 内静脉滴注。总量<5.0g/d。一般 3 天为一疗程,无效即停用。副作用有恶心、呕吐、

颜面潮红、肌肉抽动等。

（2）洛贝林（山梗菜碱）：3～9mg，静脉推注，2～4h一次，或9～15mg加入液体静滴，可与可拉明交替使用。

（3）二甲弗林（回苏林）：8～16mg加入液体静滴，起效快，维持时间长。

（4）多沙普仑（吗乙苯吡酮）：除具有兴奋呼吸中枢作用外，还可通过颈动脉体化学感受器反射性地兴奋呼吸中枢。该药特点是呼吸兴奋作用强，安全范围大，对改善低氧血症和高碳酸血症优于其他呼吸兴奋药。剂量：100mg加入液体500mL中以1.5～3mg/min静滴。

（5）阿米西群（阿米脱林）：口服2h药浓度达高峰，半衰期40h，副作用少，通常用50～100mg，每日两次。

4.纠正酸碱失衡与电解质紊乱

（1）呼吸性酸中毒：治疗原则是改善通气，增加肺泡通气量，促使二氧化碳排除。当pH值<7.30时应用氨丁三醇（THAM）进行纠正，它与二氧化碳结合后形成HCO_3^-，使$PaCO_2$下降，提高pH值。用法：3.64% THAM溶液200mL加5%葡萄糖300mL静脉滴注，每日1～2次。快速大量滴注可致低血糖、低血压、恶心、呕吐、低血钙和呼吸抑制。值得注意的是，如果呼吸性酸中毒病人的HCO_3^-增高或正常时，不要急于使$PaCO_2$下降过快，否则当$PaCO_2$突然降至正常时，而HCO_3^-不能及时降低，导致呼吸性酸中毒过度代偿，出现碱中毒。

（2）代谢性酸中毒：如果合并有代谢性酸中毒，$PaCO_2$增高，缺氧纠正后即可恢复，可不给碱性药，尤其不宜使用碳酸氢钠。因碳酸氢钠分解后形成更多的二氧化碳，使$PaCO_2$更加增高。但如果HCO_3^-明显降低，pH值减低严重者可少量补碱，选用THAM为宜。单纯HCO_3^-减低，$PaCO_2$正常时，当pH值<7.20时可予补碱。

（3）代谢性碱中毒：多由于利尿剂、皮质激素等药物的使用，导致低钾、低氯性碱中毒，所以要积极补充氯化钾、谷氨酸钾、氯化铵等，严重者可补酸性药物如盐酸精氨酸。

（4）电解质紊乱：常见有低钾血症、低氯血症、低钠血症等，其原因与摄入不足或排出过多有关，尤其是与利尿剂的使用不当有关，治疗措施是找出原因，补充相应电解质。

5.控制感染

呼吸道感染是引起呼吸衰竭或诱发慢性呼吸衰竭急性加重的主要原因，迅速有效地控制感染是抢救呼吸衰竭的重要措施。应在保持呼吸道引流通畅的情况下,根据细菌及药物敏感试验的结果选择有效的抗生素。而且应该注意:①如果没有痰培养的条件,应联合使用抗生素;②以大剂量、静脉滴注为主;③不可停药过早,以免复发;④一般在急性发作缓解后仍巩固治疗 3~5 天,如用药 2~3 天无效时可更换或加用抗生素;⑤对广谱抗生素使用时间长、剂量大,又同时使用糖皮质激素的病人,要注意有继发真菌感染的可能。

6.其他疗法

(1)营养支持:由于呼吸衰竭病人的呼吸做功增加,且多伴有发热,导致能量消耗增加,加上感染不易控制,呼吸肌容易疲劳,因此,应给病人补充营养,以满足机体的需要。常用鼻饲高蛋白、高脂肪和低碳水化合物饮食,以及多种维生素。必要时补充血浆、人血白蛋白、脂肪乳、氨基酸等。

(2)脱水疗法:缺氧和二氧化碳潴留均可导致脑水肿,肺性脑病病人更是如此,故应进行脱水疗法。但过多的脱水又可引起血液黏度增加,痰不易咳出,所以脱水以轻或中度为宜。

(3)糖皮质激素:激素具有减轻脑水肿、抗支气管痉挛、稳定细胞溶酶体膜和促进利尿等作用,常用于严重支气管痉挛、肺性脑病、休克和顽固性右心衰竭病人的治疗。用量为泼尼松 10mg,口服,3 次/d,或氢化可的松 100~300mg/d,地塞米松 10~20mg/d 静脉滴注,减量时注意逐步递减。

(4)防治并发症:对于出现心律失常、心力衰竭、休克、消化道出血、DIC 等并发症,要予以相应的治疗和预防措施。

四、监测

1.一般监测。体温、脉搏、心率、血压、呼吸、尿量、皮肤及肢端颜色和温度、神志、瞳孔、神经反射及有无眼球结膜水肿。

2.血气分析。PaO_2,$PaCO_2$,pH 值,HCO_3^-,BE 等。可用动脉血法,漂浮导管法,经皮监测法,以及脉氧仪,耳血氧计监测法,呼出气二氧化碳监测法。

3.肺功能及呼吸动力学监测。呼吸频率、潮气量、每分钟通气量、肺顺应性、气道阻力、呼气峰值流速、最大吸力压力等。

4.循环功能监测。心输出量及心脏指数、中心静脉压、肺毛细血管楔压、肺动脉压。

5.其他。心电图、电解质、肝功能、肾功能等。

第四节　肺栓塞

肺栓塞为肺动脉及其分支被内源性或外源性栓子堵塞而引起的临床病理、生理综合征,并发出血或坏死者称肺梗死。最常见的栓子来自静脉系统,肺动脉或左右分支的栓塞可致心搏骤停,肺叶动脉栓子完全阻断血流,使阻塞血管远端肺组织梗死,粟粒状小栓塞则可引起肺动脉高压及亚急性肺心病。由于肺组织的氧来自肺动脉、支气管动脉及肺泡,因此,肺栓塞后肺梗死的发生率不到10%。

一、病因及发病机制

(一)病因

1.绝大多数栓子来自盆腔及股部深静脉,部分栓子来自各心房;空气栓、脂肪栓、转移癌栓等亦可引起肺栓塞。

2.易发因素:①发病年龄以50～65岁最常见,20～39岁年龄组女性深部静脉血栓的发病率比同年龄组男性高10倍。②长期卧床不运动者。③慢性心肺疾病、血栓性静脉炎、静脉曲张、肿瘤、真性红细胞增多症、糖尿病等。④创伤。

(二)发病机制

1.肺栓塞的栓子大小不一,新旧并存;多发于肺动脉分叉处或左右肺动脉内,大面积肺栓塞是指单侧肺动脉主干或两个以上肺叶动脉栓塞,肺血管床受累至少在40%以上。多发性肺微血栓栓塞系肺血管内皮损伤引起的微血栓形成。而肺梗死多发生于原有心肺疾病病人。

2.肺栓塞发生后可引起不同程度的肺及支气管循环、左右心功能和呼吸功能的改变,轻者无临床改变,重者由于肺血流受阻>40%～50%,右心室充盈增加,心脏指数下降;肺血管横截面积堵塞>50%～90%时可出现持续肺动脉高压。由于神经体液因素的参加,实际上肺血管阻塞20%～30%时就可出现肺动脉高压。

3.肺栓塞的反射机制可引起血小板和白细胞释放血小板活化因子、花生四烯酸 B_4,收缩血管平滑肌而增加肺血管阻力,而栓子本身促使5-羟色胺、组胺、缓激肽释放,支气管痉挛,局部通气减少,气道阻力增加,通气受限,栓塞后肺表面活性物质降低,肺萎缩,通气、弥散功能下降。

二、临床表现

肺栓塞症状和体征均为非特异和不敏感,主要取决于肺血管受损程度,发生发展速度和心肺的基础状态。

1.临床症状

(1)呼吸困难:是肺栓塞的常见症状,轻者呈阵发性过度通气,重者突然出现濒死感。

(2)胸痛:较大的栓子可引起类似心绞痛样胸痛,较小栓子位于肺周边,可表现为胸膜性疼痛。

(3)咯血:常提示肺梗死存在。

(4)咳嗽:多为干咳或伴少量黏痰。

(5)晕厥:主要因为大块肺栓塞引起的脑供血不足,多伴有心衰、低血压、低氧血症,小的栓塞可引起阵发性头晕。

(6)发热:一般不超过 38.5℃。

(7)烦躁、恶心、呕吐、出冷汗:往往是急性肺栓塞表现。

2.体格检查

(1)一般症状:低热发生率约为 40%,出现心功能不全时可有发绀,颈静脉怒张。

(2)心脏体征:主要是急慢性肺动脉高压和右心功能不全的体征。

(3)肺部体征:可出现干湿性啰音,部分病人可有胸腔积液征。

3.辅助检查

(1)血液检查:白细胞计数增多,血沉增快,血清胆红素、乳酸脱氢酶升高。

(2)动脉血气:约 85% 病人 $PaO_2 < 80mmHg$,$PaCO_2 < 35mmHg$。

(3)心电图:无特异性,可有窦性心动过速,不同程度右束支传导阻滞,电轴显著右偏,少数左偏,ST 段下降及 T 波倒置,Ⅲ 导联出现深 Q 波。

(4)胸部 X 线检查:慢性肺栓塞的 X 线表现肺纹理呈网状,肺不张或充血性肺水肿,肺梗死多位于肺下部,典型表现是肺内有圆形或三角形密度不均匀阴影,三角形基底常与胸膜黏连,并有少量胸腔积液。亦可有支气管肺炎、肺不张或粟粒性浸润表现。

(5)放射性核素扫描:常用[99m]锝(^{99m}Tc)标记的人体白蛋白单纯肺灌注扫描。如扫描结果正常,一般可排除肺栓塞。肺通气扫描常用吸入[127]氙,肺通气扫描和肺灌注扫描对比分析可提高栓塞诊断的准确率。

(6)肺动脉造影:尤其是栓塞发生后 72h 内,选择性肺动脉造影对诊断有极高的准确性、敏感性和特异性。在明确诊断的同时,可测定肺动脉及右心室压力,可判断肺栓塞对血流动力学的影响。

三、诊断与鉴别诊断

(一)诊断

肺栓塞的诊断应包括以下三个方面,拟诊病例、确诊检查、寻找危险因素。

1.临床疑诊

(1)对存在有形成栓子的原发病或高危因素的病例,要有较强的诊断意识。

(2)突然发病,出现不明原因的呼吸困难、胸痛、晕厥、咯血和休克等,或伴有单侧或双侧不对称的下肢肿胀、疼痛等对诊断具有重要的提示意义。

(3)心电图呈右心负荷增大或呈典型的 $S_1Q_ⅢT_Ⅲ$ 者。X线胸片有片状阴影或呈楔形阴影者,动脉血气分析为 PaO_2 降低和 $PaCO_2$ 降低者可以初步拟诊肺栓塞。

(4)常规行 D-二聚体检测,据此以辅助诊断或作出可能的排除诊断。

(5)超声检查示肺动脉高压、右室高负荷和肺源性心脏病,或发现肺动脉近端的血栓、右房或右室血栓、下肢深静脉血栓的证据则更有助于诊断。

2.确定诊断

(1)核素肺通气/灌注扫描检查:在不能进行通气显像时亦可进行单纯灌注扫描。典型征象是呈肺段分布的肺灌注缺损,并与通气显像不匹配。如结果为非诊断性异常,则需要做进一步检查,包括做肺动脉造影。

(2)螺旋 CT、电子束 CT 或 MRI:可发现肺动脉内血栓的直接证据。

(3)脉动脉造影:目前仍为肺栓塞诊断的"金标准"。肺动脉造影可显示肺动脉的充盈缺损或肺动脉的截断,为诊断肺栓塞的依据。

(4)检出下肢血栓:对诊断也有帮助。因肺栓塞的栓子多来自下肢,可行下肢静脉造影、电阻抗检查或多普勒超声检查下肢有否血栓存在,有助于肺栓塞的诊断。

3.寻找危险因素

(1)对于疑诊病例,同时运用超声检查、核素或静脉造影、MRI 等手段积极明确是否存在深静脉血栓形成(DVT),并对两者发病关系作出评价。

(2)对于确诊病例或存在 DVT 的病例,应进行临床评价,作相关检查以发现其危险因素,并据此采取相应的预防和治疗措施。

(二)鉴别诊断

1.急性心肌梗死

急性肺栓塞可有剧烈胸痛,伴酷似心肌梗死的心电图形,但仔细询问病史,能发现两者在起病及临床表现体征上略有一些不同,血清酶的检查,动态心电图的观察也有助鉴别。

2.主动脉夹层瘤

此类病人也有胸痛、休克等症状,但常有高血压史,疼痛部位广泛,与呼吸无关。超声心动图可帮助鉴别。

3.肺炎

是肺栓塞最多误诊的疾病,若 X 线胸片出现多处浸润性改变,肺炎治疗无效,要考虑肺栓塞的可能。

四、救治措施

急救原则为针对性治疗发病因素,纠正低氧血症,缓解栓塞和防止再发展,维持循环血量和组织供氧,治疗原发病等。

1.对症处理

(1)一般处理:卧床、吸氧、止痛,严密观察生命体征。

(2)抗休克:适当补液,多巴胺 10～20mg 及多巴酚丁胺 5～15mg 加入 100～200mL 葡萄糖液中静滴。降低肺循环阻力,增加心排量,维持收缩压在 90mmHg,必要时可用异丙肾上腺素和肾上腺皮质激素。

(3)维持心肺功能:可用异丙肾上腺素 1～2mg 加入 5％葡萄糖 500mL 静脉点滴,慎用毛花苷 C 和利尿剂。阿托品 0.5～1mg 静脉注射防止肺血管及冠脉痉挛,降低肺循环阻力,增加心排量。氨茶碱可改善气道痉挛。

2.抗凝治疗

为肺栓塞治疗的基础疗法,可有效防止血栓的形成,降低复发性血栓而致死亡的危险性。常用肝素 5000～7500U 静脉滴注,每 6h 一次;或 10000U 深部肌内注射,每 8h 一次。维持凝血时间为正常对照的 2～2.5 倍,每日用量多为 25000U 以下,通常用 7～10d。肝素治疗 2d 后口服华法林,首剂 15～20mg,第 2 日 2～10mg,以后 2.5～5mg/d,或双香豆素首剂 200mg,第 2 日 100mg,以后 25～75mg/d 维持。维持凝血酶的时间为通常对照的 2 倍左右,疗程约为 3 个月。一旦发生出血,应立即中止治疗,由肝素引起者用等量鱼精蛋白静脉滴注。

3.溶栓疗法

肺栓塞出现明显心力衰竭或伴呼吸衰竭时应即采用溶栓疗法。常用药物为尿激酶、链激酶及组织纤溶酶原激活物。溶栓药可经静脉导管直接注射到受累动脉使血栓溶解。

4.手术治疗

常包括下腔静脉阻断术,肺栓塞取栓术等。

第五节　误吸性肺炎

误吸性肺炎系误吸入胃液、颗粒性物质或分泌物以及其他刺激性液体和碳氢化合物,引起的肺部损伤,严重者可发生呼吸衰竭或 ARDS。

一、病因

正常人由于喉保护性反射和吞咽的协同作用,一般食物或异物不易进入下呼吸道,即使误吸入少量液体亦可通过咳嗽等正常防御机制被清除。但在下述情况时,则可能发生误吸性肺炎。

1.意识障碍

如全身麻醉、脑卒中、癫痫发作、麻醉剂、镇静剂或乙醇过量等,机体防御功能减弱或消失。

2.食管病变

如贲门失弛缓症、食管癌肿、Zenker 食管憩室,食物下咽受阻。

3.医源性因素

如胃管刺激咽部引起呕吐,洗胃操作不当返流,气管插管或气管切开影响喉功能,可将呕吐物吸入气道,老年人因反应性差更易误吸。

4.其他因素

许多因素可引起油脂吸入,如长期使用油性滴鼻剂或服用石蜡油作为缓泻剂,婴幼儿和老年卧床病人可不慎吸入牛奶或鱼肝油。健康人可因操作不慎,误吸入挥发性碳氢化合物(汽油、煤油)和矿物油等。

二、发病机制

由于吸入物的性质不同而分别表现为化学性肺炎、下呼吸道细菌感染及下呼吸道机械性梗阻。

1.化学性肺炎

系吸入的物质对肺脏的直接损害引起。最常见的类型是吸入胃分泌物之后的胃酸性肺炎(Mendelson 综合征)。其严重程度与胃液中盐酸浓度、吸入量以及在肺内分布情况有关。吸入液体量达 50mL 即能引起损害,吸入胃酸的 pH$<$3 时可

直接损伤肺组织,发生出血、坏死、淤血、中性粒细胞浸润等病理改变。

胃液吸入后其酸度可立即被中和。尽管肺泡在强酸下暴露的时间极短,但肺泡上皮的通透性立即持续亢进,产生继发性肺损害。其机制是通过补体、细胞因子如肿瘤坏死因子($TNF-\alpha$)及白介素-8($IL-8$)的激活、白三烯 B_4(LTB_4)及血栓素 B_2(TXB_2)的产生等,使中性粒细胞激活,释放氧自由基、弹性蛋白酶损害血管内皮细胞、肺泡上皮细胞等引起肺水肿。误吸后还可引起肺以外脏器的损害,其机制与继发性肺损害一样,在酸刺激下,血小板释放 TXB_2,TXB_2 可引起肺泡巨噬细胞及中性粒细胞产生 LTB_4。TXB_2,LTB_4 引起中性粒细胞激活的结果,导致继发性脏器损害。已明确内毒素引发的多脏器功能衰竭与 $TNF-\alpha$、$IL-1$、$IL-8$ 等炎症性细胞因子相关,特别是 $TNF-\alpha$ 起到重要作用。胃酸吸入后还可产生一氧化氮(NO),NO具有消除活性氧及过氧化脂质的作用,其与活性氧反应后生成强力的氧化活性物质,可能具有细胞毒性损害。

此外,胃酸破坏上皮和内皮的连接产生逸漏,形成肺水肿和表面活性物质活性降低,使肺顺应性降低,肺内分流增加,通气血流比和弥散减少,造成血 PaO_2、$PaCO_2$ 降低,形成呼吸性碱中毒。

吸入碳氢化合物的病理过程与胃酸吸入相仿,因其表面张力低,吸入后即在肺部大面积扩散,并致表面活性物质失活,更易产生肺不张、肺水肿导致严重低氧血症。

吸入不同植物油、矿物油、动物油则形成类脂性肺炎。

2.下呼吸道细菌感染

为吸入性肺炎的最常见类型,主要由齿龈缝内的厌氧菌引起,常有需氧菌与其形成协同作用,故混合感染多见。

3.下呼吸道机械性阻塞

可因吸入中性液体或颗粒性物质而引起(如溺水者、严重意识障碍病人可能吸入非酸性胃内容物或喂进的食物)。颗粒性物质(如花生米)也可能停留在下呼吸道内,一般见于儿童,成人也可发生。

三、临床表现

1.化学性肺炎

在吸入胃内容物后 $1\sim2h$,出现急性呼吸困难。呼吸急促,可有支气管痉挛,常见发绀、心动过速、低热或早期出现高热,往往咳粉红色泡沫状痰。可出现血压下降,早期为反射性引起,后期则为血容量不足所致,肺动脉压也可下降,严重者出现 ARDS 表现。

胸部 X 线示两肺散在不规则片状边缘模糊阴影,肺内病变分布与吸入时体位有关,常见于中下肺野,以右肺多见。发生肺水肿时,则两肺出现的片状、云絮状阴影融合成大片状,从肺门向外扩散,以两肺中内带为明显,与心源性急性肺水肿的 X 线表现相似,但心脏大小和外形正常,呒肺静脉高压征象。

动脉血气分析可见 PaO_2、$PaCO_2$ 降低,呈呼吸性碱中毒。

根据吸入量、吸入物 pH 和病人状态,有不同的转归。其中误吸后需要接受人工呼吸的病人演变为 ARDS 者死亡率高,约 10% 病人吸入后不久可致死亡。多数病人在 24~36h 后,临床趋向稳定,X 线示 4~7d 后病变吸收,部分病人在好转后又可出现肺内继发感染。

如为误吸入汽油和煤油,则出现呼吸道刺激症状,如咳嗽、呼吸困难、胸痛。导致化学性肺炎者有剧烈咳嗽、咳血痰或血性泡沫痰、发绀。对中枢神经系统作用为先兴奋、后抑制,可表现乏力、恍惚、酒醉状态、肌肉纤维颤动、运动失调,严重者烦躁不安、谵妄、惊厥、昏迷。

2.下呼吸道细菌感染

病情进展比胃酸性肺炎缓慢。常见的症状即细菌性感染的症状,出现咳嗽、发热和脓性痰。肺部 X 线检查显示受累的肺段浸润,在一定程度上由病人吸入时的体位所决定。当有厌氧菌感染时常见的后果为肺坏死并由于有支气管胸膜瘘或空腔(即肺脓肿)而出现脓胸。由于咳痰对检查厌氧菌无意义,所以一般用气管内抽出物作为标本。在医院以外发生吸入性肺炎,一般有厌氧菌感染;医院内的吸入性肺炎除涉及厌氧菌以外,还涉及其他细菌,包括革兰阴性杆菌和金黄色葡萄球菌感染。这种差别对药物选择非常重要。

3.下呼吸道机械性阻塞

症状取决于阻塞体大小及阻塞气道的直径。气管高位阻塞可产生急性窒息,往往出现失音和迅速死亡。较远端的气道阻塞会造成刺激性咳嗽,往往伴有阻塞远端的反复感染。胸部 X 线检查在呼气时可清楚看到患侧肺膨胀不全或膨胀过度,部分阻塞使心脏阴影在呼气时向健侧移动。另一诊断线索是同样的肺段有反复肺实质感染。

四、诊断

根据临床病史及 X 线表现,诊断不难。通常病人在吸入胃内容物后 1~2h 出现气促,进展快,伴发绀、心动过速,随之 X 线见肺部渗出阴影,多数在 1~2d 后病情趋向稳定,肺部阴影逐渐消散。由于支气管分泌液和肺水肿液的中和作用,气管吸引物 pH 值测定并无价值。

五、治疗和预防

预防误吸性肺炎的主要措施为防止食物或胃内容物吸入,如手术麻醉前应充分让胃排空,围麻醉期特别是麻醉诱导期间可应用 H_2 受体拮抗剂预防呕吐,对昏迷病人尽早置胃管,根据病情采取头低或侧卧位,必要时作气管插管或气管切开,加强护理,严格无菌操作与严密消毒。

1.化学性肺炎

紧急情况下立即给高浓度氧吸入,及早应用纤维支气管镜或气管插管反复气道吸引、冲洗,保持呼吸道通畅,加用呼气末正压通气治疗。纠正血容量不足可用白蛋白或低分子右旋糖酐等。为避免左心室负担过重和胶体渗漏入肺间质,可使用利尿剂。

对肺损害尚无特效疗法。因为损伤是突然发生的,而且酸性物质很快被肺分泌物中和,所以恢复化学性损伤的机会很小。

肾上腺糖皮质激素可能有减少炎症反应、缓解支气管痉挛、稳定溶酶体膜等作用,但效果尚未证实,有时反而导致继发感染。

抗生素只用于控制继发感染。有抽搐及精神不安时可给镇静剂,有脑水肿、肺水肿者及时对症处理。

2.下呼吸道细菌感染

主要治疗办法是针对病原体使用抗生素。在开始使用或更换抗生素治疗之前应作细菌培养和药敏试验,但有时在未获检验结果之前即需根据临床细菌学拟诊和对药物敏感性的判断开始用药。需氧菌感染一般对亚胺培南和头孢哌酮敏感,对头孢他啶、头孢噻肟和阿米卡星敏感性较低;厌氧菌感染首选替硝唑,其次为甲硝唑和氯霉素,对林可霉素的敏感性较差;有腐败性肺脓肿者有时氯林可霉素效果较好。因混合性感染多见,故应联合应用抗厌氧菌和需氧菌的药物。在治疗误吸感染时皮质类固醇和免疫抑制剂的药量应减少。对严重粒细胞异常的病人确已发生感染者输以粒细胞可能会有好处。

3.下呼吸道机械性阻塞

主要治疗为吸出阻塞物,通常借助于支气管镜。如合并感染,及时处理。

第六节　自发性气胸

自发性气胸是指不明原因或肺部疾患导致肺泡破裂,肺内气体进入胸膜腔而引起的胸腔积气。临床上发生于原无肺部疾患表现者,称特发性(原发性)自发性气胸;继发于肺部疾病人,称为继发性自发性气胸。自发性气胸分为3类:①闭合性气胸;②开放性气胸;③张力性气胸。

一、病因和发病机制

(一)病因

1.继发于肺部疾病:①多种原因引起的肺气肿(慢性支气管炎、哮喘、结核等),往往由于气肿泡破裂;②肺组织疾病,如干酪灶、脓肿、癌瘤等破坏至胸膜腔,除引起气胸外,常并发脓气胸。

2.从高气压环境突然进入低气压的环境,如航空、潜水无防护措施时,持续正压人工呼吸加压过高等,都可能引起气胸。用力提取重物、剧烈运动、咳嗽、喷嚏或大笑,都可诱发气胸。亦有在安睡中发生气胸者。

3.有时无明显肺部病变,由于胸膜下微小的肺大泡破裂,亦能引起气胸。这种肺大泡往往是支气管或肺部炎症愈合后的纤维组织牵拉及通气不畅引起,或肺组织的先天性发育缺陷所造成,这类自发性气胸常发生在健康状况良好的青壮年,且可多次发生,称特发性气胸。

(二)发病机制

1.闭合性气胸　胸膜裂口较小,且在肺脏萎缩时,裂口自行闭合,胸腔内气体可逐渐被吸收。

2.开放性气胸　胸膜裂口较大,或因胸膜粘连的牵引妨碍肺脏萎陷,使裂口张开;或因裂口与支气管相通,形成支气管胸膜瘘,空气随呼吸自由出入胸膜腔,使胸膜腔与大气相通,胸膜腔内压力在"0"上下波动,抽气后很快又回复到原来的压力。

3.张力性气胸　胸膜裂口呈活瓣样,吸气时裂口张开,气体进入胸膜腔;呼气时裂口关闭,气体不能排出。胸腔内压逐渐升高,超过大气压,成为张力性气胸。张力性气胸迫使肺脏萎缩,将纵隔推向对侧,压迫对侧肺脏及大静脉,使回心血量减少,心搏出量减少。病人除有严重呼吸困难外,并可出现循环障碍;病情凶险,如不及时抢救,可危及生命。

二、临床表现

1.症状　患侧胸痛常突然发生,因咳嗽及深呼吸而加重;呼吸困难与胸痛同时发生。如肺脏本身无明显病变或病灶范围不大,肺功能良好,肺萎陷少于20％者,呼吸困难可不明显。如原有肺功能不全,虽然肺压缩10％,仍可出现严重呼吸困难。张力性气胸常有进行性呼吸困难,甚至休克、呼吸衰竭等。

2.体征　小量气胸可仅有呼吸音减弱。胸腔积气多时,可见气管及心脏向健侧移位,患侧饱满,肋间隙增宽,呼吸运动减弱,叩诊呈鼓音,语颤及呼吸音减弱或消失。左侧气胸时心尖搏动可触不到,心音遥远。

3.辅助检查　胸部X线检查气胸部位透亮度增高,且无肺纹理可见。肺组织受压,向肺门处萎陷。在萎陷肺的边缘,脏层胸膜呈纤细的发线影。纵隔、心脏、气管可同时向对侧移位,膈肌下降。如有积液,可见液平面。

三、诊断与鉴别诊断

根据胸痛、呼吸困难、休克、呼吸衰竭等临床表现,气管向健侧移位,患侧肋间隙增宽,呼吸运动减弱,语颤及呼吸音减弱,结合胸部X线检查,临床不难诊断。需与以下疾病鉴别:

1.急性心肌梗死　可突然发生胸痛、胸闷、甚至呼吸困难、休克等/病人常有高血压、动脉粥样硬化、冠心病史。心肌酶学检查、心电图检查、胸部透视可资鉴别。

2.肺栓塞　突发的胸痛、呼吸困难、发绀等酷似自发性气胸。肺栓塞病人常有咯血和低热,并常有下肢或盆腔栓塞性静脉炎、骨折、严重心脏病、心房颤动等病史,或发生在长期卧床的年老病人。详细体格检查和X线检查可作出鉴别。

四、救治措施

(一)排气治疗

气胸量少于20％,症状轻微或无症状,如轻度单纯性气胸,气体可自行吸收,不需排气,但须严密观察呼吸循环状况;气胸量较大,有呼吸困难,特别是张力性气胸,必须尽快排气。

1.紧急简易排气法　病情急重,无专用设备情况下,可用50mL或100mL注射器,在患侧锁骨中线第二肋间或腋前线第4～5肋间穿刺排气,至病人气急缓解后,再进行其他处理。另一急救处理可用一粗注射针,在其尾部扎上橡皮指套,指套末端剪一小口,插入胸腔排气。橡皮指套形成单向阀,高压气体只能排出,外界空气不能进入。

2.闭式引流排气 开放性或高压性气胸经反复抽气不能缓解呼吸困难,或胸内压不能下降至负压时,应作胸腔插管水封瓶引流。插管部位一般取锁骨中线第二肋间。如为局限性气胸或引流积液,须在 X 线透视下选择适当部位进行。

(二)手术治疗

可行肺部分切除、肺缝合术。适用于:反复发作的气胸伴有多发性肺大泡者;经引流排气无效的张力性气胸;经引流排气肺脏不能复张者。

第七节 重症肺炎

一、基本概念

肺炎是指终末气道、肺泡及肺间质的炎症改变。其中,细菌性肺炎是肺炎及感染性疾病中最常见的类型之一。此病的诱发因素主要有病原微生物感染、理化因素、免疫损伤、药物及过敏等。本节讨论的是由病原微生物感染引起的重症肺炎。

重症肺炎是由各种病原微生物所致的肺实质性炎症,进而造成严重血流感染。临床上伴有急性感染的症状,多见于老年人,青壮年也可发病。临床表现呼吸频率 ≥ 30 次/分,低氧血症,$PaO_2/FiO_2 < 300mmHg$,需要机械通气支持,肺部 X 线显示多个肺叶的浸润影,脓毒性休克,需要血管加压药物支持 $>4h$ 以上,少尿,病情严重者可出现弥散性血管内凝血、肾功能不全而死亡。参考肺炎的分类,重症肺炎也可分为重症社区获得性肺炎(SCAP)和重症医院获得性肺炎(SHAP),SHAP 又可分为两类,入院后 4d 以内发生的肺炎称为早发型,5d 或以上发生的肺炎称为迟发型,两种类型 SHAP 在病原菌分布、治疗和预后上均有明显的差异。在 SHAP 当中,呼吸机相关性肺炎(VAP)占有相当大的比例,而且从发病机制、治疗与预防方面均有其独特之处。此外,还包括医疗护理相关性肺炎(HCAP)。据估计我国每年约有 250 万人患肺炎,年发病率约 2/1000,年死亡 12.5 万例,死亡率 10/10 万人,SCAP 的病死率为 $21\% \sim 58\%$,而 SHAP 的病死率为 $30\% \sim 70\%$。在美国约 75% 的 CAP 患者是在急诊科进行初始诊断和治疗的,在我国也占 $70\% \sim 80\%$ 左右。

二、常见病因

（一）易感因素

SCAP 最常见的基础病是慢性阻塞性肺疾病（COPD）；其次是慢性心脏疾病、糖尿病、酗酒、高龄、长期护理机构居住等；约有 1/3 的 SCAP 患者在发病前是身体健康的。SHAP 的发生与患者的个体因素、感染控制相关因素、治疗干预引起的宿主防御能力变化等有关。患者相关因素包括多方面，如存在严重急性/慢性疾病、昏迷、严重营养不良、长期住院或围手术期、休克、代谢性酸中毒、吸烟、合并基础性疾病、中枢神经系统功能不全、酗酒、COPD、呼吸衰竭等。

（二）病原微生物

病原体可以是单一致病微生物，也可以是混合致病微生物。SCAP 最常见的病原体为肺炎链球菌（包括 DRSP）、军团菌属、流感杆菌、革兰阴性肠杆菌（特别是克雷伯杆菌）、金黄色葡萄球菌、肺炎支原体、铜绿假单胞菌、呼吸道病毒及真菌。SHAP 早发型的病原体与 SCAP 者类似；晚发型 SHAP 多见革兰阴性菌为铜绿假单胞菌、鲍曼不动杆菌、嗜麦芽窄食单胞菌、大肠埃希菌、肺炎克雷伯菌、阴沟肠杆菌、洋葱伯克霍尔德菌；革兰阳性菌为金黄色葡萄球菌、肠球菌属、凝固酶阴性葡萄球菌；真菌以念珠菌为主。

然而临床上常用的致病微生物检测方法只能检测出不足一半的致病微生物，我国台湾的研究显示，在所有 CAP 中，不明原因肺炎占 25%。

1.肺炎链球菌

为革兰阳性双球菌，属链球菌的一种。有 20%～40%（春季可高达 40%～70%）的正常人鼻咽部分可分离出呼吸道定植菌—肺炎链球菌。肺炎链球菌可引起大叶肺炎，皆为原发性。

2.军团杆菌

为需氧革兰阴性杆菌，以嗜肺军团菌最易致病。此类细菌形态相似，具有共同的生化特征，引起疾病类似。

3.流感嗜血杆菌

是一种没有运动力的革兰阴性短小杆菌。所致疾病分原发感染和继发感染两类，前者为急性化脓性感染，以小儿多见；后者常在流感、麻疹等感染后发生，多见于成人。

4.克雷伯菌

为革兰阴性杆菌。主要有肺炎克雷伯氏菌、臭鼻克雷伯菌和鼻硬结克雷伯菌。

其中肺炎克雷伯菌对人致病性较强,是重要的条件致病菌和医源性感染菌之一。

5.大肠埃希菌

为条件致病菌,属肠杆菌科,埃希杆菌属,革兰阴性,兼性厌氧,该菌为肠道正常菌群。

6.金黄色葡萄球菌

是人类的一种重要病原菌,隶属于葡萄球菌属,有"嗜肉菌"的别称,是革兰阳性菌的代表,可引起许多严重感染。

7.铜绿假单胞菌

是条件致病菌,属于非发酵革兰阴性杆菌。为专性需氧菌。正常人皮肤,尤其潮湿部位如腋下、会阴部及耳道内,呼吸道和肠道均有该菌存在,但分离率较低。铜绿假单胞菌感染常在医院内发生,医院内多种设备及器械上均曾分离到本菌,通过各种途径传播给病人,病人与病人的接触也为传播途径之一。

8.鲍曼不动杆菌

为非发酵革兰阴性杆菌,广泛存在于自然界、医院环境及人体皮肤。估计0.5%～7.6%健康者的皮肤上带有鲍曼不动杆菌,住院病人则高达20%,属于条件致病菌,甚至是造成重症监护病房(ICU)、医院感染暴发的主要致病菌。

9.肺炎支原体

是人类支原体肺炎的病原体。支原体肺炎的病理改变以间质性肺炎为主,有时并发支气管肺炎,称为原发性非典型性肺炎。主要经飞沫传染,潜伏期2～3周。

10.呼吸道病毒

包括导致 SARS 的冠状病毒、新甲型 H1N1 流感病毒、H3N2 流感病毒、H5N1 流感病毒、H7N9 流感病毒、高致病性禽流感病毒等。

11.真菌

在真菌感染方面,除了曲霉病、念珠菌病外,隐球菌病及肺孢子菌肺炎感染日益增多。隐球菌病最常见病原为新型隐球菌。

(1)念珠菌:病原主要为白色念珠菌,此菌正常情况与机体处于共生状态,不引起疾病。当某些因素破坏这种平衡状态时,白色念珠菌便由酵母相转为菌丝相,在局部大量生长繁殖,引起皮肤、黏膜甚至全身感染。另外念珠菌属还有少数其他致病菌,如克柔念珠菌、类星形念珠菌、热带念珠菌等。

(2)曲霉:是腐物寄生性真菌,曲霉为条件致病性真菌。可导致各种感染、过敏反应和肺曲霉球等疾病,也可在人体内定植。大多数是在原有肺部疾患的基础上或因长期使用抗生素和激素后继发感染。

（3）新型隐球菌：又名溶组织酵母菌，是土壤、鸽类、牛乳、水果等的腐生菌，也可存在人口腔中，可侵犯人和动物，一般为外源性感染，但也可能为内源性感染，对人类而言，它通常是条件致病菌。

（4）肺孢子菌：肺孢子菌为单细胞生物，兼有原虫及真菌的特征，具有两种生活周期的形态特征：包囊和滋养体。主要通过呼吸道（空气、飞沫）传播，少数可为先天性感染，健康成人感染肺孢子菌呈亚临床表现，而血清中可检出肺孢子菌抗体，但当免疫功能受到抑制时，肺孢子菌则迅速大量繁殖，引起肺孢子菌肺炎（PCP）。

三、发病机制

足够数量的具有致病力的病原菌侵入肺部，可引起肺部上皮细胞及间质的结构、功能损害，从而引起呼吸困难、低氧血症、ARDS甚至呼吸衰竭。另一方面是机体防御反应过度。一旦炎性细胞高度活化，进一步引起炎症介质的瀑布样释放，而机体的抗炎机制不足与之对抗，出现全身炎症反应综合征（SIRS）/代偿性抗炎反应综合征（CRS），其结果是全身炎症反应的失控，从而引起严重脓毒症、脓毒性休克，并可引起全身组织、器官的损害，出现MODS。

四、临床特征

1.一般症状与体征

寒战，高热，但亦有体温不升者。可伴头痛，全身肌肉酸痛，口鼻周围出现疱疹。恶心、呕吐、腹胀、腹痛。体温在39℃～41℃，脉搏细数，血压下降＜90/60mmHg。神志模糊，烦躁不安，嗜睡，谵妄，抽搐和昏迷，四肢厥冷，出冷汗，少尿或无尿。

2.呼吸系统

（1）咳嗽、咯痰、咯血：可为干咳、咯黏痰或脓性痰，有时咯铁锈痰或血痰，甚至咯血；伴发肺脓肿（厌氧菌感染）时可出现恶臭痰。

（2）胸痛：多为尖锐的刺痛，咳嗽吸气时加重。

（3）呼吸困难：表现为气促、进行性呼吸困难、呼吸窘迫等。

（4）体征：呼吸急促无力或为深大呼吸，呼吸频率＞30次/分，鼻翼扇动，口唇及肢端发绀。肺病变部位语颤增强，叩诊浊音或实音，肺泡呼吸音减弱，可闻及干湿啰音，部分病人可闻及胸膜摩擦音。

3.并发症

炎症反应进行性加重，可导致其他器官功能的损害。常并发脓毒症、脓毒性休克、MODS。

五、辅助检查

1.病原学检查

(1)血培养:严重感染伴血流感染者,于抗菌药物使用前,可在血液中培养出致病菌。因此对所有重症患者均应留取两套血培养。

(2)有创检查:应用其他有创操作取得原本无菌部位的标本对肺炎诊断具有重要意义。有创检查包括:胸腔穿刺、经皮肺穿刺、支气管镜保护性毛刷、支气管肺泡灌洗、支气管吸取物定量、支气管镜。

(3)痰培养:痰培养在 24~48 小时可确定病原菌。重症肺炎患者如有脓痰则需要及时进行革兰染色涂片,出现单一的优势菌则考虑为致病菌,同时可解释痰培养的结果。与革兰染色相符的痰培养结果可进行种属鉴定和药敏试验。某些特殊染色如吉曼尼兹染色,可见巨噬细胞内呈紫红色细菌应考虑为军团杆菌可能。诊断卡氏肺孢子虫病(PCP)的金标准是在肺实质或下呼吸道分泌物中找到肺孢子菌包囊或滋养体。

(4)抗原检测:对住院的重症肺炎患者以及任何出现肺炎伴胸腔积液的患者均需要应用免疫层析法进行尿肺炎链球菌抗原检测。因病情严重以及流行病学或临床怀疑军团菌感染患者,需要进行尿液及血清军团菌抗原检测。其中,尿军团菌Ⅰ型抗原检测是最快捷的诊断或排除诊断方法,试验阴性则表明军团菌感染可能性不大,但并不能完全排除。隐球菌荚膜多糖抗原,对隐球菌感染均有非常好的诊断特异性。

(5)血清学试验:对于肺炎支原体、肺炎衣原体和军团菌感染,血清学试验在流行病学研究中的作用比个体诊治更重要。如果在治疗过程中考虑有非典型病原感染可能(例如患者对 β 内酰胺类抗生素治疗无反应),那么血清学试验不应作为唯一的常规诊断试验,联合应用病原 IgM 抗体和 PCR 检测可能是最敏感的检测方法。真菌由于痰培养阳性较低,近年来研究发现通过测定真菌的细胞壁成分半乳甘露聚糖(GM)和代谢产物 1,3-p-D 葡聚糖(G 试验)可提高对真菌感染的诊断能力。GM 试验对肺曲霉病的诊断价值非常大,其诊断的敏感度和特异度均高达90%左右。怀疑病毒感染者应进行病毒抗体检测。

(6)分子生物学试验:对于 CAP 患者,应用定量分子检测方法进行痰和血液中肺炎链球菌的检测可能有效,尤其是对于已经开始抗生素治疗患者,可以作为一个评估病情严重度的有用工具。在检测冬季流行常见的流感和呼吸道合胞病毒感染以及非典型病原体方面,分子生物学试验提供了可行的检测方法,其结果可以及时地用于指导临床治疗。

2.血常规

白细胞>10~30×10⁹/L，或<4×10⁹/L，中性粒细胞多在 80% 以上，并有中毒颗粒，核左移。累及血液系统时，可有血小板计数进行性下降，导致凝血功能障碍。卡氏肺孢子虫病白细胞计数正常或稍高，约 50% 病例的淋巴细胞减少，嗜酸性粒细胞轻度增高。

3.X 线胸片

早期表现为肺纹理增多或某一个肺段有淡薄、均匀阴影，实变期肺内可见大片均匀致密阴影。SARS 肺部有不同程度的片状、斑片状浸润性阴影或呈网状改变，部分患者进展迅速，呈大片状阴影；常为多叶或双侧改变，阴影吸收消散较慢；肺部阴影与症状、体征可不一致。卡氏肺孢子虫病影像学表现主要涉及肺泡和肺间质改变。

4.胸部 CT

主要表现为肺多叶多段高密度病灶，在病灶内有时可见空气支气管征象，于肺段病灶周围可见斑片状及腺泡样结节病灶，病灶沿支气管分支分布。

5.血气分析

动脉血氧分压下降，$PaO_2/FiO_2 < 300mmHg$。早期产生呼吸性碱中毒，晚期出现代谢性酸中毒及高碳酸血症。

六、诊断思路

(一)重症肺炎的诊断

1.出现意识障碍。

2.呼吸频率≥30 次/分。

3.呼吸空气时，$PaO_2 < 60mmHg$、$PaO_2/FiO_2 < 300mmHg$，需行机械通气治疗。

4.动脉收缩压<90/60mmHg，并发脓毒性休克。

5.X 线胸片显示双侧或多肺叶受累，或入院 48 小时内病变扩大≥50%。

6.血尿素氮>7mmol/L，少尿，尿量<20mL/h，或<80mL/4h，或并发急性肾衰竭需要透析治疗。

但晚发性发病(入院>5d、机械通气>4d)和存在高危因素者，如老年人、慢性肺部疾病或其他基础疾病、恶性肿瘤、免疫受损、昏迷、误吸、近期呼吸道感染等，即使不完全符合重症肺炎规定标准，亦视为重症。

(二)肺炎发生的状态

1.病程

根据肺炎发生的时间可有急性(病程<2周)、迁延性(病程2周~3个月)和慢性(病程>3个月)肺炎。

2.病理

根据肺炎的病理形态分为大叶性肺炎、支气管肺炎、间质性肺炎和毛细支气管炎。

3.病原

由于微生物学的进展,同一病原可致不同类型的肺炎,部分肺炎可同时存在几种病原的混合感染,临床上主要区分为细菌、病毒、真菌、支原体等性质的肺炎。

4.来源

根据肺炎发生的地点不同可分为社区获得性和医院内获得性肺炎。

5.途径

根据肺炎发生的方式不一,应特别分析肺炎属于吸入性(如羊水、食物、异物、类脂物等)、过敏性、外源感染性、血行迁徙性(败血性)等。

6.病情

根据肺炎发生的严重程度分为普通肺炎和重症肺炎。

(三)鉴别诊断

1.肺结核

与急性干酪性肺炎及大叶性肺炎的临床表现、X线特征颇相似,但前者病人的病程较长,对一般抗生素无效,痰中可找到结核分枝杆菌,以资鉴别。

2.非感染性呼吸系统急症

由于本章主要讨论的是感染引起的重症肺炎,因此,在鉴别诊断时,亦需与一些非感染原因引起的呼吸系统急症进行鉴别,如吸入性损伤、非感染原因引起的急性呼吸窘迫综合征(ARDS)、急性放射性肺炎等。

七、救治方法

(一)一般治疗

卧床休息,注意保暖,摄入足够的蛋白质、热量和维生素,易于消化的半流质。监测呼吸、心率、血压及尿量。高热时可予前额放置冰袋或酒精擦浴,不轻易使用阿司匹林或其他退热剂。剧烈咳嗽或伴胸痛时可予可待因15~30mg口服。烦躁不安,谵妄者可服安定5mg或水合氯醛1~1.5mg,不应用抑制呼吸的镇静剂。

(二)抗菌治疗

1.初始经验性抗菌治疗

对于经验性治疗重症肺炎患者应采取重锤猛击和降阶梯疗法的策略,在获得细菌学培养结果之前应早期使用广谱足量的抗生素,以抑制革兰阴性和革兰阳性的病原菌。抗生素应用原则是早期、足量、联合、静脉应用。查清病原菌后,可选用敏感抗生素。

早期经验性抗菌治疗参考因素应包括:①社区感染还是医院感染;②宿主有无基础疾病和免疫抑制;③多种药物耐药(MDR)和特殊(定)病原体发生的危险因素是否存在;④是否已接受抗菌药物治疗,用过哪些品种,药动学/药效学(PK/PD)特性如何;⑤影像学表现;⑥病情的严重程度、病人的肝肾功能以及特殊生理状态如妊娠等。

(1)SCAP治疗:合理运用抗生素的关键是整体看待和重视初始经验性治疗和后续的针对性治疗这两个连续阶段,并适时实现转换,一方面可改善临床治疗效果,另一方面避免广谱抗生素联合治疗方案滥用而致的细菌耐药。早期的经验性治疗应有针对性地全面覆盖可能的病原体,包括非典型病原体,因为 5%～40% 患者为混合性感染;2007 年美国胸科协会和美国感染性疾病协会(ATS/IDSA)建议的治疗方案:A 组无铜绿假单胞菌感染危险因素的患者,可选用:①头孢曲松或头孢噻肟联合大环内酯类;②氟喹诺酮联合氨基糖苷类;③p 内酰胺类抗生素/β 内酰胺酶抑制剂(如氨苄西林/舒巴坦、阿莫西林/克拉维酸)单用或联合大环内酯类;④厄他培南联合大环内酯类。B 组含铜绿假单胞菌的患者选用:①具有抗假单胞菌活性的 β 内酰胺类抗菌药物包括(如头孢他啶、头孢吡肟、哌拉西林/他唑巴坦、头孢哌酮/舒巴坦、亚胺培南、美罗培南等)联合大环内酯类,必要时可同时联用氨基糖苷类。②具有抗假单胞菌活性的 β 内酰胺类联合喹诺酮类。③左旋氧氟沙星或环丙沙星联合氨基糖苷类。

(2)SHAP治疗:SHAP 早发型抗菌药物的选用与 SCAP 相同,SHAP 迟发型抗菌药物的选用以喹诺酮类或氨基糖苷类联合 β-内酰胺类。如为 MRSA 感染时联合万古霉素或利奈唑胺;如为真菌感染时应选用有效抗真菌药物;如流感嗜血杆菌感染时首选第二、三代头孢菌素、新大环内酯类、复方磺胺甲恶唑、氟喹诺酮类。

若有可靠的病原学结果,按照降阶梯简化联合方案调整抗生素,应选择高敏、窄谱、低毒、价廉药物,但决定转换时机除了特异性的病原学依据外,最重要的还是患者的临床治疗反应。如果抗菌治疗效果不佳,则应"整体更换"。抗感染失败常见的原因有细菌产生耐药、不适当的初始治疗方案、化脓性并发症或存在其他感染等。疗程长短取决于感染的病原体、严重程度、基础疾病及临床治疗反应等,一般链球菌感染者推荐 10 天。非典型病原体为 14 天,金黄色葡萄球菌、革兰阴性肠杆菌、军团菌为 14～21 天。SARS 对抗感染治疗一般无效。

(3)抗病原微生物治疗方案有:①铜绿假单胞菌可选择抗假单胞菌活性头孢菌素(头孢吡肟、头孢他啶)或抗假单胞菌活性碳青霉烯类(亚胺培南、美罗培南)或哌拉西林/他唑巴坦,同时联合用环丙沙星或左氧氟沙星或氨基糖苷类。②超广谱 β 内酰胺酶(ESBL)阳性的肺炎克雷伯菌、大肠埃希菌可选择头孢他啶、头孢吡肟或哌拉西林/他唑巴坦、头孢哌酮/舒巴坦或亚胺培南、美罗培南,可同时联合用氨基糖苷类。③不动杆菌可选择头孢哌酮/舒巴坦或亚胺培南、美罗培南,耐碳青霉烯不动杆菌可考虑使用多黏菌素。④嗜麦芽窄食单胞菌可选择氟喹诺酮类抗菌药物特别是左旋氧氟沙星或替卡西林/克拉维酸或复方新诺明。⑤耐甲氧西林的金黄色葡萄球菌可选择万古霉素或利奈唑胺。⑥嗜肺军团菌可选择新喹诺酮类或新大环内酯类。⑦厌氧菌可选青霉素、甲硝唑、克林霉素,β 内酰胺类/β 内酰胺酶抑制剂。⑧新型隐球菌、酵母样菌、组织胞浆菌可选氟康唑,当上述药物无效时可选用两性霉素 B。⑨巨细胞病毒首选更昔洛韦或联合静脉用免疫球蛋白(IVIG)或巨细胞病毒高免疫球蛋白。⑩卡氏肺孢子虫首选复方磺胺甲恶唑(SMZ＋TMP),其中 SMZ $100mg/(kg \cdot d)$、TMP $20mg/(kg \cdot d)$,口服或静脉滴注,q6h。替代:喷他脒 $2～4mg/(kg \cdot d)$,肌注;氯苯砜 $100mg/d$ 联合 TMP $20mg/(kg \cdot d)$,口服,q6h。早期恶化(48～72 小时)或改善后有恶化,应加强针对耐药菌或少见病原菌治疗。

重症肺炎抗菌治疗疗程通常为 7～10 天,但对于多肺叶肺炎或肺组织坏死、空洞形成者,有营养不良及慢性阻塞性肺病等基础疾病和免疫性疾病或免疫功能障碍者、铜绿假单胞菌属感染者,疗程可能需要 14～21 天,以减少复发可能。

2.抗真菌治疗

根据患者临床情况选择经验性治疗、抢先治疗或针对性治疗的策略。目前应用的抗真菌药物有多烯类、唑类、棘白菌素类等。多烯类如两性霉素 B 虽然广谱、抗菌作用强,但毒性很大,重症患者难于耐受,近年研制的两性霉素 B 脂质体毒性明显减轻,且抗菌作用与前者相当。唑类如氟康唑、伊曲康唑及伏立康唑等,氟康唑常应用于白念珠菌感染,但对非白念珠菌及真菌疗效较差或无效;伏立康唑对念珠菌及真菌均有强大的抗菌作用,且可透过血-脑屏障。棘白菌素类如卡泊芬净,是通过干扰细胞壁的合成而起抗菌作用,具有广谱、强效的抗菌作用,与唑类无交叉耐药,但对隐球菌无效。对于病情严重、疗效差的真菌感染患者,可考虑联合用药,但需注意药物间的拮抗效应。抗真菌治疗的疗程应取决于临床治疗效果,根据病灶吸收情况而定,不可过早停药,以免复发。

　　3.抗病毒治疗

　　抗病毒药物分为抗RNA病毒药物、抗DNA病毒药物、广谱抗病毒药物。

　　(1)抗RNA病毒药物:①M2离子通道阻滞剂:这一类药物包括金刚烷胺和金刚乙胺,可通过阻止病毒脱壳及其核酸释放,抑制病毒复制和增殖。M2蛋白为甲型流感病毒所特有,因而此类药物只对甲型流感病毒有抑制作用,用于甲型流感病毒的早期治疗和流行高峰期预防用药。但该类药物目前耐药率很高。②神经氨酸酶抑制剂:主要包括奥司他韦、扎那米韦和帕拉米韦。各型流感病毒均存在神经氨酸酶,此类药物可通过黏附于新形成病毒微粒的神经氨酸酶表面的糖蛋白,阻止宿主细胞释放新的病毒,并促进已释放的病毒相互凝聚、死亡。③阿比多尔:阿比多尔是一种广谱抗病毒药物,对无包膜及有包膜的病毒均有作用,其抗病毒机制主要是增加流感病毒构象转换的稳定性,从而抑制病毒外壳HA与宿主细胞膜的融合作用,并能穿入细胞核直接抑制病毒RNA和DNA的合成,阻断病毒的复制,另外还可能具有调节免疫和诱导干扰素的作用,增加抗病毒效果。④帕利珠单抗:帕利珠单抗是一种RSV的特异性单克隆抗体,可用于预防呼吸道合胞病毒感染。

　　(2)抗DNA病毒药物:①阿昔洛韦:又称无环鸟苷,属核苷类抗病毒药物,为嘌呤核苷衍生物,在体内可转化为三磷酸化合物,干扰病毒DNA聚合酶从而抑制病毒复制,故为抗DNA病毒药物。②更昔洛韦:又称丙氧鸟苷,为阿昔洛韦衍生物,其作用机制及抗病毒谱与阿昔洛韦相似。③西多福韦:是一种新型开环核苷类抗病毒药物,与阿昔洛韦不同的是,该药只需非特异性病毒激酶两次磷酸化催化,即可转化为活性形式,故对部分无法将核苷转化成单磷酸核苷(核酸)的DNA病毒有效。西多福韦具有强抗疱疹病毒活性,对巨细胞病毒感染疗效尤为突出,可用于免疫功能低下患者巨细胞病毒感染的预防和治疗。

　　广谱抗菌药:①利巴韦林:广谱抗病毒药物,其磷酸化产物为病毒合成酶的竞争性抑制剂,可抑制肌苷单磷酸脱氢酶、流感病毒RNA聚合酶和mRNA鸟苷转移酶,阻断病毒RNA和蛋白质合成,进而抑制病毒复制和传播。②膦甲酸钠:为广谱抗病毒药物,主要通过抑制病毒DNA和RNA聚合酶发挥其生物效应。

(三)抗休克治疗

　　感染性休克属于血容量分布异常的休克,存在明显的有效血容量不足,治疗上首先应进行充分的液体疗法,尽早达到复苏终点:中心静脉压8～12cmH_2O、平均动脉压(MAP)≥65mmHg,尿量≥0.5ml/(kg·h),混合血氧饱和度(SvO_2)≥70％。在补充血容量后若血压仍未能纠正,应使用血管活性药物。根据病情可选择去甲肾上腺素等；若存在心脏收缩功能减退者，可联合应用多巴酚丁胺，同时应加强液体管理，避免发生或加重肺水肿，影响氧合功能及抗感染治疗效果。

（四）肾上腺糖皮质激素

肾上腺糖皮质激素具有稳定溶酶体膜，减轻炎症和毒性反应，抑制炎症介质的产生，对保护各个脏器功能有一定作用。常用甲泼尼龙，主张大剂量、短程（不超过3天）治疗，必须在有效控制感染前提下应用，在感染性休克中，糖皮质激素的应用越早越好，在组织细胞严重损害之前应用效果尤佳。一般建议应用氢化可的松200～300mg/d，分2～3次，疗程共5～7天。

（五）呼吸支持

见急性肺损伤与急性呼吸窘迫综合征。

（六）加强营养支持

重症肺炎患者早期分解代谢亢进，目前建议补充生理需要量为主，过多的热量补充反而对预后不利，且加重心脏负荷。病情发展稳定后则需根据患者体重、代谢情况而充分补充热量及蛋白，一般补充热量30～35kcal/kg，蛋白质1～1.5g/kg。改善营养状态，有利于病情恢复及呼吸肌力增强、撤离呼吸机。

（七）维持或纠正重要器官功能

随着病情进展，重症肺炎可引起多器官功能损害，常见有肾、消化道、肝、内分泌、血液等器官或系统的功能损害，故在临床上应密切监测机体各器官功能状况。一旦出现器官功能受损，根据程度的不同而采用相应的治疗措施。

八、最新进展

（一）肺真菌病

多数学者认为肺真菌病以肺曲霉病最多见，而肺念珠菌病尤其是念珠菌肺炎和肺脓肿少见，其依据是国内外尸检结果极少发现真正意义的念珠菌肺炎。但纵观国内外文献，大多数的病原菌统计来自血液恶性肿瘤和造血干细胞移植的患者，由于这些患者存在粒细胞缺乏，曲霉感染率高是毋庸置疑的。但普通内科、呼吸科和ICU的患者，由于通常不存在粒细胞缺乏，其肺真菌病的种类一直缺乏可靠的流行病学资料。近年来在我国肺念珠菌病并不少见，仅次于肺曲霉病，由刘又宁教授牵头进行的我国第一项大规模的多中心研究结果显示，依据目前国内外公认的侵袭性真菌感染的确诊和临床诊断标准，在非血液恶性疾病患者中最终确定的位于前7位的肺真菌病依次为肺曲霉病180例（37.9%），肺念珠菌病162例

(34.2%),肺隐球菌病 74 例(15.6%),肺孢子菌病 23 例(4.8%),肺毛霉病 10 例(2.1%),肺马内菲青霉病 4 例,组织胞浆菌病 2 例,与肺曲霉病的比例非常接近。此外,肺隐球菌病的报道不断增多,尤其在南方。此次回顾性调查结果显示肺隐球菌病占第 3 位,达 15.6%,这与肺穿刺活检广泛开展有关。隐球菌病最常见病原为新型隐球菌,与其他肺真菌病比较,肺隐球菌病社区发病多,且大多不合并有基础疾病和其他免疫功能低下等因素,发病年龄相对较轻,预后较好。侵袭性真菌感染的危险因素一般认为与血液恶性肿瘤和造血干细胞移植导致的粒细胞缺乏关系最为密切,这类患者发生感染时也最易想到真菌感染,但最近美国 1000 多家医疗机构对 11881 例侵袭性真菌感染患者的统计结果显示,最易发生侵袭性真菌感染的基础疾病患病群体中,COPD 占第 1 位(22.2%),其次是糖尿病(21.7%),第 3 位才是恶性血液病(9.6%),这提示临床医生尤其是内科及 ICU 医生应警惕 COPD 和糖尿病患者并发侵袭性肺真菌病,特别是肺曲霉病的风险。SMZ-TMP 一直是治疗卡氏肺孢子虫病的有效药物之一,但不良反应常见,且对磺胺类过敏的患者不能应用。二氢叶酸还原酶是甲氧苄啶和乙胺嘧啶的作用靶位,越来越多的卡氏肺孢子虫病患者该基因发生突变,临床医生应当密切监测患者对标准肺孢子菌治疗的反应,同时应不断研究新的药物治疗靶点。肺孢子菌细胞壁的主要成分是(1,3)-β-D-葡聚糖,卡泊芬净是(1,3)-β-D-葡聚糖合成酶抑制剂,因与 SMZ-TMP 作用机制不同,两者合用具有协同作用,所以,HIV 感染的患者发生卡氏肺孢子虫病时,可在 SMZ-TMP 标准治疗的基础上加用卡泊芬净,尤其是脏器功能不全且不能耐受 SMZ-TMP、克林霉素等抗肺孢子菌药物的患者,更适合选择安全性高的(1,3)-β-D-葡聚糖合成酶抑制剂。对于免疫健全宿主,建议给予口服氟康唑治疗,推荐起始予氟康唑 400mg/d,临床稳定后减量至 200mg/d,也可选择伊曲康唑 400mg/d,总疗程 6 个月,并随诊 1 年。对免疫缺陷宿主而言,多伴有脑膜炎、播散性病灶或症状较严重者,推荐使用两性霉素 B[0.7~1.0mg/(kg·d)]+氟胞嘧啶[100mg/(kg·d)],总疗程在 10 周左右。应用氟胞嘧啶治疗的患者,有条件者应根据血药浓度调整剂量。对于 AIDS 且 CD4[+] T 细胞计数<200/μl、隐球菌感染已有播散病灶或累及中枢神经系统的患者,建议氟康唑 200mg/d 维持治疗并可无限期延长,直至 CD4[+] T 细胞计数>200/μl,HIV RNA 持续 3 个月检测不到,患者病情稳定达 1~2 年。变应性支气管肺曲霉菌病(ABPA)是一种非侵袭性的过敏性疾病,治疗的目标是预防和治疗该病的急性加重,并预防肺纤维化的发生,系统性使用糖皮质激素是根本的治疗方法,推荐泼尼松(或其他等剂量糖皮质激素),起始剂量为 0.5mg/(kg·d),症状改善后逐渐减量。轻度急性发作可应用吸入糖皮质激素和支气管扩张药,白三烯受体调节剂作为辅助用药可能发挥一定的作用。

(二)呼吸道病毒感染

可引起呼吸道的感染病毒多达 100～200 余种,有 RNA 病毒和 DNA 病毒两种类型,其中最常见的致病病毒包括流感病毒、副流感病毒、呼吸道合胞病毒、腺病毒、鼻病毒及冠状病毒等。博卡病毒、麻疹病毒、水痘-疱疹病毒和巨细胞病毒等感染相对少见。但近年来,不断出现一些不同种类以感染呼吸道为主的新型高致病性病毒,如严重急性呼吸综合征冠状病毒、甲型 H5N1 人禽流感病毒、2009 年新甲型 H1N1 流感病毒和 2013 年甲型 H7N9 人禽流感病毒等,加之社会人口老龄化、器官移植、免疫抑制剂在免疫相关疾病中的应用、人类获得性免疫缺陷综合征发病率增加和患病人数的累积等因素,使新发或再发呼吸道病毒感染的发病率不断增加,而且有些病毒感染所致的病死率极高。

(三)甲氧西林耐药的金黄色葡萄球菌

甲氧西林耐药的金黄色葡萄球菌(MRSA)是引起医院相关性和社区相关性感染的重要致病菌之一,自 1961 年首次发现以来,其临床分离率不断增加,2010 年我国 10 个省市 14 所不同地区医院临床分离菌耐药性监测(CHINET)结果显示,临床分离出的 4452 株金黄色葡萄球菌(以下简称金葡菌)中 MRSA 比例高达51.7%,占革兰阳性球菌的第一位。MRSA 已是医院相关性感染最重要的革兰阳性球菌,国外已报道金葡菌(VRSA)对万古霉素耐药。而更令人震惊的是近年来世界各地不断报道危及生命的社区获得性 MRSA 感染,防治形势极为严峻。MRSA 肺炎(无论 HA-MRSA 还是 CA-MRSA 肺炎),推荐应用万古霉素、利奈唑胺或克林霉素治疗,疗程 7～21 天。伴脓胸者,应及时引流。MRSA 非复杂性血流感染患者至少给予两周万古霉素或达托霉素静脉滴注,而对于复杂性血流感染者,依据感染的严重程度建议疗程 4～6 周。到目前为止全球共报道 9 株耐药金黄色葡萄球菌(VRSA),大量耐药监测数据显示万古霉素对 MRSA 仍保持很好的抗菌活性。

(四)鲍曼不动杆菌感染

鲍曼不动杆菌已成为我国院内感染的主要致病菌之一。根据 2010 年中国CHINET 细菌耐药性监测网数据显示,我国 10 省市 14 家教学医院鲍曼不动杆菌占临床分离革兰阴性菌的 16.11%,仅次于大肠埃希菌与肺炎克雷伯菌。首先明确了鲍曼不动杆菌的相关概念,如多重耐药鲍曼不动杆菌(MDRAB)是指对下列 5 类抗菌药物中至少 3 类抗菌药物耐药的菌株,包括:抗假单胞菌头孢菌素、抗假单胞菌碳青霉烯类抗生素、含有 β-内酰胺酶抑制剂的复合制剂(包括哌拉西林/他唑巴坦、头孢哌酮/舒巴坦、氨苄西林/舒巴坦)、氟喹诺酮类抗菌药物、氨基糖苷类抗生素。广泛耐药鲍曼不动杆菌(XDRAB)是指仅对 1～2 种潜在有抗不动杆菌活性的药物(主要指替加环素和/或多黏菌素)敏感的菌株。全耐药鲍曼不动杆菌(PDRAB)则指对目前所能获得的潜在有抗不动杆菌活性的抗菌药物(包括多黏菌素、替加环素)均耐药的菌株。在治疗方面给予了指导性建议:非多重耐药鲍曼不动杆菌感染:可根据药敏结果选用 β-内酰胺类抗生素等抗菌药物;MDRAB 感染:根据药敏选用头孢哌酮/舒巴坦、氨苄西林/舒巴坦或碳青霉烯类抗生素,可联合应用氨基糖苷类抗生素或氟喹诺酮类抗菌药物等;XDRAB 感染:常采用两药联合方案,甚至 3 药联合方案。两药联合方案包括:①以舒巴坦或含舒巴坦的复合制剂为基础的联合以下一种:米诺环素(或多西环素)、多黏菌素 E、氨基糖苷类抗生素、碳青霉烯类抗生素等;②以多黏菌素 E 为基础的联合以下一种:含舒巴坦的复合制剂(或舒巴坦)、碳青霉烯类抗生素;③以替加环素为基础的联合以下一种:含舒巴坦的复合制剂(或舒巴坦)、碳青霉烯类抗生素、多黏菌素 E、喹诺酮类抗菌药物、氨基糖苷类抗生素。3 药联合方案有:含舒巴坦的复合制剂(或舒巴坦)＋多西环素＋碳青霉烯类抗生素、亚胺培南＋利福平＋多黏菌素或妥布霉素等。上述方案中,国内目前较多采用以头孢哌酮/舒巴坦为基础的联合方案如头孢哌酮/舒巴坦＋多西环素(静脉滴注)/米诺环素(口服);另外含碳青霉烯类抗生素的联合方案主要用于同时合并多重耐药肠杆菌科细菌感染的患者。④PDRAB 感染:常需通过联合药敏试验筛选有效的抗菌药物联合治疗方案。

(五)肺炎支原体

肺炎支原体(MP)因无细胞壁而对 β-内酰胺类、万古霉素等作用于细胞壁生物合成的药物完全不敏感,但肺炎支原体含有 DNA 和 RNA 两种核酸,所以可选择干扰和抑制微生物蛋白质合成的大环内酯类抗生素(红霉素、螺旋霉素、交沙霉素、罗红霉素、阿奇霉素和克拉霉素等);还可选择作用于核糖体 30s,阻止肽链延伸和细菌蛋白质合成、抑制 DNA 复制的四环素类抗生素(如多西环素、米诺环素等)和抑制 DNA 旋转酶并造成染色体不可逆损害以阻断 DNA 复制的喹诺酮类抗菌药物(如诺氟沙星、环丙沙星、左氧氟沙星、吉米沙星和莫西沙星等)。北京朝阳医院报道:67 例流动人员成人肺炎支原体肺炎,大环内酯类耐药高达 69%。冯学威等的调查显示,与喹诺酮类相比,大环内酯类抗生素对支原体肺炎的治疗整体疗效不佳,表现为治疗疗程延长、发热及呼吸道症状改善缓慢、影像吸收延迟,与同类抗生素疗效的比较显示,阿奇霉素和红霉素疗效相仿,左氧氟沙星和莫西沙星之间的疗效比较,差异无统计学意义。但 Goto 最近报道,克拉霉素治疗成人肺炎支原体肺炎有效率达 96.8%。

第八节　肺性脑病

慢性阻塞性肺部疾病患者伴中、重度呼吸衰竭时,由于缺氧和二氧化碳潴留引起一系列神经精神系统症状及体征,并能除外其他原因者称肺性脑病。临床上,慢性阻塞性肺部疾病患者的缺氧较二氧化碳潴留更容易纠正,故造成意识障碍的主要原因可能多为二氧化碳潴留或由二氧化碳滞留所致的失代偿性酸中毒,国外文献中,普遍称为二氧化碳麻醉。

一、病因与发病机制

引起肺性脑病的确切机制还不完全清楚,可能是多种因素综合作用的结果。

(一)主要原因

1.二氧化碳潴留(高碳酸血症)

(1)二氧化碳是强有力的脑血管扩张剂,可引起脑血流量增加、颅内压增高、间质性脑水肿。临床可相继出现头昏、头痛、定向力差、血压升高、球结膜水肿、视乳头水肿等症状。

(2)$PaCO_2$明显增加后,可通过直接抑制大脑皮层,产生意识障碍。

(3)$PaCO_2$升高后可抑制呼吸中枢,产生通气障碍加重缺氧和高碳酸血症,并因此而产生恶性循环。有研究表明,吸入气中二氧化碳浓度轻度增加,能增加肺通气量,这是二氧化碳对呼吸中枢直接兴奋的结果;但当吸入气中二氧化碳浓度过度增高,则会抑制呼吸中枢。正常空气中二氧化碳含量为0.04%,二氧化碳分压为0.3mmHg。如吸入4%二氧化碳,通气量可增加1倍;吸入10%的二氧化碳,通气量增加10倍;但如继续上升,通气量非但不增加,反而会出现肌肉震颤、僵直及全身痉挛。吸入20%~30%二氧化碳能引起昏迷,直至死亡。

临床上,$PaCO_2$升高的程度与肺性脑病的发生率不成正比,有报道$PaCO_2$升高达120mmHg者,神志仍十分清楚;反之,也有$PaCO_2$稍升高达70~80mmHg时,临床即出现意识障碍,如瞳孔缩小、嗜睡、甚至昏迷。原因可能为:①个体差异:与个人大脑皮层耐受$PaCO_2$升高的阈值有关。②二氧化碳潴留发生的速度:已经观察到,肺性脑病发生率与二氧化碳潴留发生快、慢或速度密切相关。急性二氧化碳潴留时,因肾脏代偿性保留HCO_3^-的作用尚未充分发挥(正常需72h以上),$PaCO_2$急剧下降,这时$PaCO_2$虽仅>70mmHg,也可能出现意识障碍。反之,当二氧化碳潴留逐渐产生时,大脑皮层对$PaCO_2$升高的耐受程度逐渐增加,加之肾脏有足够的时间代偿性地保留 HCO_3^-，使 pH 尚能维持在正常水平，即使 $PaCO_2$ 明显高于正常水平，患者也不定出现意识障碍。

2.缺氧(低氧血症)

严格地讲，肺性脑病主要为二氧化碳潴留所致，但由于肺性脑病患者常合并不同程度的低氧血症，尤其在接受治疗以前。因此，在分析肺性脑病的发病机制时，就很难排除缺氧对意识状况的影响。

(1)脑血管通透性增高：缺氧能破坏血管基底膜的正常结构，使血管通透性增加，脑组织间质水肿。由于血脑屏障通透性也增加，故正常不能透入脑组织的水分物质易进入脑组织，致脑组织内液体增加，脑组织水肿。有学者对死于肺性脑病的患者尸检，发现脑 10 织重量增加、脑血管充血、脑回变平等脑水肿的改变明显。也有发现脑血管扩张、红细胞外渗、毛细血管内皮细胞肿胀及退行性变。国内有学者报告，17 例肺性脑病患者尸检均发现脑的各部广泛性充血与水肿，脑膜和脑实质的血管明显扩张、淤血；10 例还有点片状出血，部分病例有血栓形成、栓塞、梗死或出血。

(2)脑血管代谢机能障碍：严重缺氧使脑细胞线粒体代谢障碍，乳酸堆积，三磷腺苷能量消耗，脑的能量供给不足，产生机能障碍。

(3)pH 下降(酸中毒)：主要表现为脑组织内酸中毒。正常脑脊液内 $PaCO_2$ 比血液高 8mmHg，且由于 HCO_3^- 透入血脑屏障的速度较慢，故脑脊液缓冲能力低于血液。当二氧化碳急剧潴留时，脑组织内酸中毒得不到缓冲，故其酸中毒较血液明显。酸中毒时脑细胞内外离子交换，Na^+ 进入细胞内，脑组织内钠潴留产生水肿；H^+ 进入细胞内，脑组织细胞内酸中毒。酸中毒可使脑神经胶质细胞和脑皮层细胞内的溶酶体破裂，释放各种组织、蛋白水解酶，各种脂酶、磷酸酶。这些强有力的水解酶释放到细胞内，破坏细胞内膜精细结构，促使脑细胞自溶而死亡，临床出现一系列精神、神经症状。有尸检发现神经细胞变性，以大脑皮层包括海马和小脑浦肯野细胞为显著。

(二)次要原因

除缺氧和二氧化碳潴留以外，有些次要因素也可能参与和促进肺脑的发生。

1.肝肾功能障碍

继发于低氧血症之后，肝肾功能障碍所致的去氨作用障碍(肝合成尿素功能下降和肾分泌氨作用障碍)，血氨升高，在肺脑发病中占一定地位。另外，当二氧化碳潴留致细胞内酸中毒时，NH_3 为嗜酸性，当细胞内酸中毒，NH_3 易于进入细胞内，可使血氨潴留，但血氨并不一定升高，机制不详。

2.酸碱平衡失调　最常见有两种类型。

(1)呼吸性酸中毒:临床表现以皮层抑制型多见。

(2)呼吸性酸中毒合并代谢性碱中毒:多见于经治疗后,如利尿、补碱、吸氧、激素、呼吸兴奋剂、呼吸器等,对患者的主要危害在于代谢性碱中毒所致的 pH 上升。①碱中毒时,脑血管收缩,脑组织缺氧加重。②碱中毒能抑制呼吸。③碱中毒时氧离曲线左移,氧合血红蛋白亲和力强,脑组织缺氧加重。④碱中毒时游离钙降低,低钙时肌张力增强,肌肉兴奋性升高,抽搐和震颤使耗氧量增高,加重组织缺氧。

3.水、电解质紊乱

肺性脑病治疗过程中的脱水、利尿、激素应用,加之患者长期饮食障碍,很容易导致低钠、低钾、低氯、低钙。其中低钠可以引起患者表情淡漠、倦怠、反应性差、全身乏力,甚至嗜睡、昏迷、抽搐;低钾和低氯很容易造成碱中毒,并发精神症状。

对上述这些原因引起的神经、精神症状障碍是否归于肺性脑病尚有争论,有人主张这类患者神经精神障碍,并非与二氧化碳潴留有关,故应另当别论。

(三)诱发因素

1.病源性

(1)感染:呼吸道感染加重时,支气管黏膜充血、水肿和分泌物增加、通气功能下降能加重缺氧和 CO_2 潴留,80%～90%以上肺性脑病患者为感染造成。

(2)呼吸道梗阻:慢性阻塞性肺部疾病患者除原有的小呼吸道阻塞构成了缺氧和 CO_2 潴留发生的病理基础,有时晚期患者长期卧床,咳嗽和排痰能力降低所致的呼吸道分泌物阻塞和消化液反流或误吸造成的窒息,也可能成为肺性脑病发病和加重的诱因。

2.医源性

(1)不适当应用镇静剂:已报道诱发肺性脑病的镇静剂很多,如异丙嗪、苯巴比妥、氯氮革、眠尔通、罗通定、地西泮、奋乃静,也有报道水合氯醛者。镇静剂能抑制大脑皮层,抑制呼吸中枢,使呼吸抑制,诱发肺性脑病。因此,对有慢性二氧化碳潴留的慢性阻塞性肺部疾病患者,应禁用和慎用各种镇静剂。

(2)高浓度吸氧:有慢性二氧化碳潴留的慢性阻塞性肺部疾病患者,呼吸中枢对二氧化碳浓度增高引起的兴奋性敏感减低。有报道:$PaCO_2$ 达 65～70mmHg,呼吸中枢对二氧化碳敏感性降低 10%～20%;$PaCO_2$ 达 90～100mmHg,呼吸抑制,此时依靠低氧血症刺激周围化学感受器,如颈动脉体和主动脉体以维持呼吸。如给予患者吸入较高浓度的氧气,在纠正缺氧的同时,有可能引起患者的意识障碍,轻者嗜睡、定向力减退,重者可造成昏迷。因此,有二氧化碳潴留的患者,应避免吸入高浓度氧,即使缺氧严重,也应将吸入气氧分压控制在40%以下。用机械通气的患者,机械通气替代或维持呼吸,即使患者的自主呼吸受到抑制,也不会给对患者造成危害,故属于例外。

(3)不适当应用利尿剂:大剂量快速应用利尿剂,能造成大量钾和氯的丢失,易诱发低钾、低氯性碱中毒,引起脑血管收缩,脑血流量下降,脑缺氧加重,脑水肿形成,诱发肺性脑病。故对这类患者同样应慎用利尿剂,尤其是排钾的利尿药,如氢氯噻嗪、呋塞米等。

(4)二氧化碳排出过快又称为二氧化碳排出过快综合征:常见于应用大剂量呼吸兴奋剂及人工呼吸后。引起的原理不清,可能因二氧化碳排出过快,脑血管收缩,血流量下降,加重脑缺氧;此外,大量二氧化碳迅速排出,原来体内代偿性地保留的过多的HCO_3^-排除过慢,HCO_3^-相对增多所致的代谢性碱中毒使脑血管收缩,血流量下降,脑缺氧加重。HCO_3^-通过血脑屏障作用比二氧化碳慢得多,故脑组织发生代谢性碱中毒比全身其他组织明显。碱中毒抑制呼吸,加重脑缺氧,同样也包括碱中毒时氧离曲线左移所致的脑细胞缺氧。

二、临床表现与分级

除原发肺部疾病和肺功能衰竭的临床表现外,肺性脑病因发病严重程度不同,部位不同,临床表现也多种多样。

(一)临床症状

1.神经精神系统症状

根据临床神经精神系统的表现特征不同,可分为3种类型。

(1)抑制型:此种类型意识障碍依据程度分为嗜睡、浅昏迷、昏迷。早期可能仅表现为表情淡漠、记忆力减退、头昏或头痛、动作欠灵活等;晚期则发展为嗜睡、谵语,甚至昏迷。抑制型出现在酸中毒的患者中多,病死率相对低,为36%。

(2)兴奋型:表现为谵妄、多语、躁动、动作离奇或重复动作,如抓空、搔头、打人、幻觉、失定向力、迫害妄想、失语等等。因狂躁,语无伦次,有时被误认为精神分裂症。兴奋型肺性脑病在合并碱中毒时多见,病死率高,约为80%。

(3)混合型:明显的意识障碍和兴奋症状,甚至精神错乱交替出现,病死率约为50%。这类患者中,医源性因素诱发的多见,可能与治疗方案不够恰当有关。

2.运动性精神症状

(1)面部及肢体肌肉颤动、肢体抽搐、癫痫样发作、牙关紧闭、颈强直、肌张力增加、面瘫、二便失禁或潴留、腱反射消失或亢进、踝阵挛、各种病理反射阳性等。

（2）颅内压升高症状：肺性脑病患者也可以出现颅内压升高的症状和体征，如剧烈头痛、呕吐、血压升高等，但多数患者这类症状和体征并不明显。

3.眼部征象

（1）球结合膜充血，水肿：往往是二氧化碳潴留的眼部主要表现，可能与二氧化碳潴留使脑血管扩张、脑血流增加和颅内压升高、静脉回流障碍等因素有关。

（2）瞳孔改变：多以瞳孔缩小最为常见，是肺性脑病的早期表现，一旦出现瞳孔忽大忽小或两侧瞳孔不对称，多提示有脑水肿并发脑疝形成的可能。

（3）眼底改变：观察眼底，可能发现部分患者出现不同程度的眼底视网膜静脉曲张、视神经乳头水肿，甚至眼底出血等。

（二）动脉血气分析

动脉血气分析对肺性脑病患者的诊断、治疗和病情判断均十分重要，是肺性脑病的主要的实验室检查依据。肺性脑病的主要病理生理改变是缺氧与二氧化碳潴留，动脉血气分析的特点常因病情的轻重和发病的缓急、机体代偿能力的不同及有无并发症，以及是否接受治疗等因素，表现为不同类型的酸碱平衡失调。常见的酸碱平衡失调中可能有以下几种类型。

1.呼吸性酸中毒

在未经治疗的肺性脑病中，呼吸性酸中毒最为见。主要表现是 $PaCO_2$ 升高，pH 下降或正常，BE≥＋2.5mmol/L。

2.呼吸性酸中毒合并代谢性碱中毒

也是常见的酸碱平衡失调类型，主要表现是 $PaCO_2$ 升高，pH 升高或正常，BE＞＋2.5mmol/L，多见于经过治疗的肺性脑病患者，如脱水、利尿、应用机械通气后等。

3.呼吸性酸中毒合并代谢性酸中毒

是肺性脑病中较严重的一种酸碱平衡失调类型，经常出现在重度和晚期肺性脑病的患者中，合并肾功能不全或严重缺氧的患者中也常见，主要表现为 $PaCO_2$ 升高、pH 下降、BE＜－2.5mmol/L。

（三）临床分级

由于肺性脑病患者的神经精神系统症状与 $PaCO_2$ 升高的程度不成正比，因此肺性脑病的严重程度不是依据 $PaCO_2$ 升高的水平，而是依据临床神经精神系统症状的轻重和并发症，肺性脑病可分为轻、中、重度 3 型。

1.轻度

临床仅出现神志恍惚、表情淡漠、嗜睡、精神轻度异常和兴奋、多语等表现，无神经系统异常体征。

2.中度

临床出现浅昏迷、谵妄、躁动、肌肉轻度抽动或语无伦次等神经精神系统症状，伴有球结膜充血、水肿、瞳孔缩小、对光反射迟钝或消失，但尚无消化道应激性溃疡和弥散性血管内凝血等并发症。

3.重度

昏迷、抽搐或癫痫样发作，同时伴球结膜充血、水肿、瞳孔扩大、对光反射消失、眼底视神经乳头水肿，对各种刺激无反应或出现神经系统异常体征，可合并消化道应激性溃疡和弥散性血管内凝血等。

三、诊断与鉴别诊断

（一）诊断标准

肺性脑病的诊断标准并不复杂，在慢性阻塞性肺部疾病的基础上，因慢性呼吸功能不全，引起意识障碍等一系列神经精神系统的临床症状和体征，动脉血气分析提示二氧化碳潴留或伴缺氧，排除其他可能引起类似神经精神系统症状和体征的疾病，肺性脑病就可以确诊。其中慢性阻塞性肺部疾病、二氧化碳潴留和精神系统症状是诊断肺性脑病的主要依据。慢性阻塞性肺部疾病以肺源性心脏病及其有关疾病，如慢性支气管炎、阻塞性肺气肿、不可逆性支气管哮喘等最为多见。

（二）鉴别诊断

1.缺氧性脑病

缺氧经常是引起意识障碍的主要原因，尤其是脑缺氧，许多原因均可以造成不同程度的脑缺氧，如一氧化碳中毒等。严格地讲，单纯缺氧所致的脑功能障碍，并不属于肺性脑病的范畴。因此，在缺氧的同时，必然造成二氧化碳潴留，且主要病理基础是慢性肺部疾病所致的肺功能不全。

2.各种电解质紊乱所致的意识障碍

电解质紊乱也可造成不同程度的意识障碍和神 CT 系统症状，如低钠、低镁、低钾、低氯等。其中低钠综合征的表情淡漠、无言、疲乏无力、神志恍惚，甚至嗜睡、昏迷、抽搐等十分类似于肺性脑病，主要鉴别要点是是否合并高碳酸血症。其他类型的电解质紊乱也是

3.中枢系统疾病

许多中枢系统疾病可以引起意识障碍和神经精神系统症状和体征，如脑血管意外等，当这些患者同时合并慢性肺部疾病时，有时很难鉴别。主要鉴别要点除了

以是否合并高碳酸血症外,还得了解患者是否以呼吸道症状加重为主要诱发因素。其次,必要的头颅 CT 和磁共振检查是最可靠的鉴别依据。

四、治疗

(一)给氧疗法(氧疗)

低浓度持续给氧(<40%)是慢性阻塞性肺部疾病氧疗的原则,对肺性脑病患者更是如此,应用机械通气时例外。经鼻导管或鼻塞吸氧的吸入氧浓度换算为 21+4×氧流量(L/min)=FiO$_2$(%)。肺性脑病虽然以二氧化碳潴留为主要临床特征,缺氧也是主要的临床表现。因此,氧疗是不可缺少的治疗措施。

1.适应证(给氧指征)

氧疗的指征是以 PaO$_2$ 水平为准,尤其是对同时合并高碳酸血症的患者更应严格掌握。一般来说,凡是低氧血症均是氧疗的指征。低氧血症是指在呼吸空气时,PaO$_2$<60mmHg、SaO$_2$<90%。依据 PaO2 的水平高低,可将低氧血症分为轻、中、重度。

(1)轻度低氧血症:PaO$_2$ 50~60mmHg,SaO$_2$≤80%。

(2)中度低氧血症:PaO$_2$ 40~50mmHg,SaO$_2$≤70%~80%。

(3)重度低氧血症:PaO$_2$≤40mmHg,SaO$_2$≤60%~70%,此时发绀明显、嗜睡、昏迷,可伴有严重呼吸困难。

严重缺氧而不伴或伴轻度 CO$_2$ 潴留时,主要因弥散功能障碍或通气/血流比例失调情况下,可给予高浓度氧吸入,如合并突发性自发性气胸、肺不张等。

2.给氧途径

临床最常用的给氧途径是经鼻导管或鼻塞给氧,其次是面罩给氧,最有效的给氧途径是气管内给氧,如气管插管或切开后射流给氧或机械通气给氧。

慢性阻塞性肺部疾患患者的主要病理生理障碍是通气功能障碍,由于氧和二氧化碳的物理特征,通气功能障碍的早期主要引起缺氧,只有当通气功能障碍发展到晚期时,才可能引起二氧化碳的弥散障碍,造成二氧化碳潴留。此外,通气功能障碍所致的缺氧易于纠正,一般的情况下,仅鼻导管或鼻塞给氧就可以纠正这类患者的缺氧。但二氧化碳潴留并不是十分容易纠正,有时氧疗还会加重二氧化碳潴留。

(二)抗感染

感染常是肺性脑病发病的主要诱因,抗感染治疗是重要的环节。

1.原则

(1)大剂量:肺性脑病是病情发展的重要阶段,一旦发展为肺性脑病,常意味着病情的严重程度,随时有危及生命的可能。因此,抗感染治疗容不得等待和观望,加之这类患者多为慢性病患者,平时可能经常应用抗生素,一旦感染加重,主张大剂量应用抗生素,以求尽快控制感染,缩短病程。

(2)联合用药:这类患者由于感染严重,机体抗病能力也差,往往单用一种抗生素很难奏效,一般主张联合用药,将作用于不同杀菌和抑菌环节的抗生素联合应用,多能取得较好疗效。

(3)静脉给药:为加强抗感染治疗,给药途径以静脉给药为妥,且24h内均匀给药,如每8～12h静脉注射,以维持有效血液浓度。目前并不主张气管内喷雾或注射给药,这种局部给药方法很容易产生耐药菌株。

2.抗生素选择 抗感染治疗过程中,抗生素的选择是一门很重要的学问。一般应以病原学检查为依据,但由于病原学检查的周期长,这类患者的病情重,容不得等待,一般发病初期只能在积极进行病原学检查的同时,先凭经验选择1～2种抗生素,待病原学检查结果出来后,再结合临床酌情调整。

(1)经验选择:首先凭经验判断感染的病原菌是属于革兰阴性或阳性,并选择相应的敏感抗生素;然后依据抗生素的抗菌谱及杀菌和抑菌的效力,选择合适的抗生素。

一般应从低档到高档,如头孢类抗生素应从1代或2代开始,以后再选择3代;对病情危重的患者,有时可酌情直接选择"高档"的抗生素,以尽快控制病情,缩短病程,防止病情急剧恶化,危及生命;对平时经常应用抗生素的患者,因耐药菌株产生的机会多,可适当选择"高档"或耐药菌株机会少一些的抗生素。

2种或2种以上抗生素联合应用时,应兼顾不同类型或作用机制的抗生素合理搭配。如青霉素+链霉素,红霉素+氯霉素,头孢类+氨基糖苷类,头孢类+喹诺酮等。

(2)根据病原学检查选择:肺性脑病患者的病原学检查主要依据痰或呼吸道分泌物培养和药物敏感试验,一般连续3次或3次以上是同一种菌株,就有相当可靠的临床参考价值。依照药敏可选用相应的抗生素。

有时药敏试验是在试管或实验室内的结果,不能完全反映临床患者体内的情况,这时也可根据经验,选用相应的抗生素。肺性脑病患者呼吸道感染多为革兰阴性菌,其中较常见的可能为铜绿假单胞菌、肺炎克雷伯杆菌、大肠杆菌、醋酸钙不动杆菌等。绿脓杆菌一般对羟苄青霉素、复达欣、泰能等抗生素敏感,金黄色葡萄球菌可能对新青霉素Ⅱ、氧哌嗪青霉素及头孢类抗生素敏感,肺炎支原体可能对大环内酯类抗生素敏感。总之,即使有药物敏感试验结果,也应结合临床症状、体征及治疗效果综合评定或选择。

3.疗程

肺性脑病抗感染治疗的疗程一定得足,静脉注射抗生素一般至少 10～15d,以后依据临床症状缓解情况酌情改肌内注射或口服,以巩固疗效。

(三)保持呼吸道通畅

1.排痰

是保持呼吸道通畅的重要手段。排痰的方法很多,依照肺部感染的严重程度,可依次选用以下途径。

(1)物理疗法:翻身、拍背、叩捶、鼓励主动咳嗽和咳痰是最基本和最简便易行的排痰的方法,无论对清醒或非清醒的患者均应如此。

(2)祛痰药:使痰液稀释,易于咳出,也是排痰的方法之一,一般可选用药物或雾化吸入。使痰液稀释的药物有氧化铵、必嗽平、沐舒坦等;雾化吸入,尤其是超声雾化吸入对痰液稀释和排痰十分有效。有时为加强超声雾化吸入的痰液稀释和排痰效果,还可在吸入的生理盐水中加入 α-糜蛋白酶;也有加入适当抗生素,如庆大霉素等,有时能获得较好的抗感染效果。

(3)建立人工呼吸道:经人工呼吸道进行呼吸道湿化、痰液稀释和吸引排痰是最好地保持呼吸道通畅、促进排痰的方法,但因气管插管和气管切开对患者总有不同程度的损伤,有时很难被患者本人和家属接受。此外,人工呼吸道建立后,呼吸道开放,水分蒸发多,如果湿化不充分或不及时,呼吸道黏膜干燥,纤毛上皮细胞运动受阻,人体呼吸道非特异性的防御功能受损;加上呼吸道开放后,呼吸道压无法升高,患者主动排痰能力下降;这些均可导致反复呼吸道或下肺单位感染。因此,人工呼吸道建立主要适用于严重感染、呼吸道分泌物多,一般方法排痰不满意的患者。

2.解痉

解除支气管痉挛也是保持呼吸道通畅的主要手段,常用的方法是药物,如茶碱类、β_2 受体激动剂、糖皮质激素等。

(四)呼吸兴奋剂应用

呼吸兴奋剂可直接或间接兴奋呼吸中枢,使呼吸幅度增加,增加通气量,改善缺氧和二氧化碳潴留,是治疗肺性脑病,纠正或控制二氧化碳潴留的首选方法。

1.应用指征

二氧化碳潴留是应用呼吸兴奋剂的直接指征,一般以 $PaCO_2>50\sim60mmHg$。当伴有意识障碍症状和体征,如头痛、嗜睡、昏迷等,更应考虑及时应用呼吸兴奋剂。因此,肺性脑病诊断一旦确立,就是应用呼吸兴奋剂的指征。当呼吸兴奋剂应用效果不佳,患者的意识障碍明显加重时,应及时应用机械通气。

2.呼吸兴奋剂选择

(1)尼可刹米(可拉明):是最常用的呼吸兴奋剂,兴奋延髓呼吸中枢作用较强,对大脑皮层和脊髓亦有兴奋作用。一般以 $3\sim10$ 支(0.375g/支)加入 250ml 或 500ml 液体内静脉滴注。尼可刹米剂量过大可出现出汗、皮肤潮红、心率快、烦躁不安、四肢震颤、抽搐等症状,故最好以输液泵或注射泵控制滴速,同时配合排痰和保持呼吸通畅。一旦意识状况逐渐好转立即减量,维持有效浓度,减少不良反应。出现不良反应,应减慢滴速或停用。该药作用迅速而短暂,数小时就有意识好转表现。如果 12h 后仍未见效,$PaCO_2$ 继续有增高趋势,应考虑行气管插管和机械通气,以免延误病情。

(2)洛贝林:兴奋颈动脉窦化学感受器,反射性兴奋呼吸中枢,作用快而短,不良反应小,疗效确切。多与尼可刹米合用,$3\sim10$ 支(3mg/支)静脉滴注。剂量过大可引起心动过速、传导阻滞、抽搐等,同样主张输液泵或注射泵控制滴速。

(3)二甲弗林:对呼吸中枢有强烈的兴奋作用,能提高潮气量、改善最大通气量和通气/血流比率,静脉给药作用快,可维持 $2\sim4h$,但静脉注射速度应慢;也可 $16\sim32mg$ 加入液体中静脉滴注或肌内注射 8mg/次;其不良反应也是引起惊厥。

(4)利他林(哌醋甲酯):对大脑和延髓上部有兴奋作用,$20\sim40mg$ 静脉注射 1 次/分,不良反应是使血压升高。

(五)糖皮质激素的应用

糖皮质激素有抗炎、抗过敏、抗休克和间接解除支气管痉挛的作用,能改善肺通气功能,纠正缺氧,降低细胞膜的通透性,减轻脑水肿作用。长期慢性缺氧患者,肾上腺皮质功能低下,糖皮质激素可代替其作用。因此,凡病情严重、有低血压休克、顽固性支气管痉挛、颅内压增高,采用其他治疗无效者时可使用。糖皮质激素有使感染扩散、诱发上消化道出血、保钠排钾等不良反应,一般主张短期内应用,如氢化可的松 $200\sim300mg/d$ 或地塞米松 $10\sim20mg$ 静脉注射。一旦病情缓解,立即停用。有消化道出血或溃疡病者慎用。

(六)呼吸机治疗

在慢性阻塞性肺部疾病患者中,肺性脑病是应用机械通气最多的病例。这类患者应用呼吸机最大的顾虑是呼吸机依赖。因此,一般首选呼吸兴奋剂和病因治疗,只有当二氧化碳潴留和意识障碍无法缓解或进行性加重时,才考虑应用机械通气。机械通气能迅速纠正二氧化碳潴留,改善患者的意识状况,避免缺氧和二氧化碳潴留对患者其他脏器造成的危害,也为肺部感染的控制赢得时间,是十分有效的急救和治疗措施。

1.适应证　用一般方法无法缓解的肺性脑病,均是应用呼吸机的适应证。

2.人工呼吸道选择　肺性脑病主要见于慢性阻塞性肺部疾病患者,这类患者多是由于肺部感染造成通气功能障碍加重,导致缺氧和二氧化碳潴留。当考虑应用呼吸机时,鉴于这类患者的肺部感染有可能反复发作,为减轻患者的痛苦和减少损伤,在选择人工呼吸道时,一般均首选气管插管。气管插管的途径应该以经鼻插管为妥,但倘若病情不允许或者操作者不熟练时,也可先考虑经口气管插管,待病情缓解或稳定后,再酌情改为经鼻气管插管。这类患者一般不考虑做气管切开。有报告应用面罩连接呼吸机,这样损伤性小,也无气管插管破坏呼吸道防御能力、易诱发反复感染的顾忌,但应做好面罩密闭和预防胃肠胀气的训练工作,尤其对有意识障碍的肺性脑病患者,更应谨慎使用。

3.呼吸机类型、模式、功能选择

肺性脑病患者的缺氧和二氧化碳潴留主要为通气功能障碍所致,呼吸道阻力增加和动态肺顺应性降低是慢性阻塞性肺部疾病患者的主要病理生理改变特点,呼吸机能通过改善通气纠正缺氧和二氧化碳潴留。选择呼吸机类型时,考虑到患者的呼吸道阻力增加和动态肺顺应性降低,应选择定容性呼吸机,以保证恒定的通气量。通气功能障碍的患者不需要特殊的呼吸模式和功能,IPPV足以纠正患者的缺氧和二氧化碳潴留。但这类患者很容易出现呼吸依赖,依赖的主要原因大多为原有的慢性呼吸功能不全和呼吸肌疲劳,在准备脱机的过程中常需要间断脱机或借助压力支持的功能,锻炼呼吸肌。因此,为这类患者选择呼吸机时,可考虑选用有 SIMV 和 PSV 模式和功能的呼吸机。

4.呼吸机参数设置

肺性脑病的特点与慢性阻塞性肺部疾病相同,主要是呼吸道阻力增加、肺弹性回缩力下降和阻塞性肺气肿。应用呼吸机时,为减少由于气流速度增加引起的呼吸道阻力增加,保证有效肺泡通气量,有利于增加二氧化碳排出,在设置呼吸机参数时,一般主张慢呼吸频率和高潮气量,吸:呼应≥1:1.5 FiO_2 不宜过高,一般均<60%。为防止二氧化碳排出过快诱发的碱中毒,初用呼吸机时,可将潮气量和呼吸频率设置在较低水平,吸:呼为 1:1.5~2.0,切勿>1:2.0;以后根据动脉血气分析逐渐调节潮气量、呼吸频率、吸/呼比,以使 $PaCO_2$ 逐渐缓慢下降为妥。

5.脱机标准

(1)神志恢复清醒。

(2)生命体征稳定,如血压、脉搏、呼吸等。

(3)在较低的呼吸机条件下($FiO_2 < 35\% \sim 40\%$、呼吸频率 $12 \sim 16$ 次/分或 SIMV 呼吸频率 $5 \sim 8$ 次/分而自主呼吸频率仍 $12 \sim 16$ 次/分),$PaCO_2 < 50mmHg$、$PaO_2 > 60mmHg$。

(4)排痰能力强:能主动和有效地排痰,或者依靠雾化吸入或旁人帮助排背等,能有效地排痰。

(5)肺部感染控制:可根据临床咳嗽、咳痰及体温、血常规情况,结合胸部 X 线片综合分析判断。

6.脱机方法

肺性脑病患者多伴有不同程度的肺功能障碍,对有明显肺功能障碍的患者脱机比较困难;一般均得分次逐步进行。

(1)脱机前准备:如训练患者应用腹式呼吸,增强患者对脱机成功的信心。

(2)采用 SIMV 和 PSV 过度:具备脱机标准后,将通气模式改为 SIMV,并将 SIMV 呼吸频率逐渐降低,直至 $5 \sim 8$ 次/min 后,患者仍能维持正常水平 $PaCO_2$ 时,则可考虑脱机;在应用 SIMV 通气模式期间,为增加胸壁活动幅度,锻炼呼吸肌的力量,预防呼吸肌衰竭,可应用一定水平的 PSV,以后逐渐下降,直至完全去除后,SIMV 呼吸频率($5 \sim 8$ 次/分)仍能维持正常水平 $PaCO_2$ 时,则可考虑脱机。

(3)脱机后

①呼吸兴奋剂应用:肺性脑病脱机后应常规应用呼吸兴奋剂,刺激呼吸中枢,增强自主呼吸,维持 $PaCO_2$ 与 PaO_2 在正常水平。

②呼吸道护理:脱机后不能急于将人工呼吸道拔除,而应在积极做好呼吸道护理的同时,严密观察呼吸和神志情况,尤其是 $PaCO_2$ 与 PaO_2 改变,如 $PaCO_2$ 有进行性上升趋势,伴意识障碍,应用呼吸兴奋剂无效,即使 PaO_2 在正常水平,也应重新应用呼吸机治疗。

③继续加强肺功能锻炼:如鼓励患者主动咳嗽和排痰,锻炼腹式呼吸,定时翻身、拍背等。

④加强气道雾化吸入:稀释痰液,以利痰液引流。

(4)人工呼吸道解除:脱机后,人工呼吸道射流给氧,患者的 $PaCO_2$ 与 PaO_2 能维持在正常水平,且咳嗽、排痰能力较强时,即可考虑拔管,解除人工呼吸道。

(5)加强护理:人工呼吸道解除后,仍应继续加强护理,包括鼓励患者主动咳嗽和排痰,锻炼腹式呼吸,定时翻身、拍背等所有能增强患者呼吸功能的措施。

(七)纠正酸碱平衡失调

肺性脑病可因心肺功能不全或衰竭、强心、利尿等诱发水、电解质紊乱和酸碱平衡失调,改善通气、纠正缺氧、慎用利尿剂,是预防水、电解质紊乱和酸碱平衡失调的关键。

1.失代偿性呼吸性酸中毒

是肺性脑病中常出现的临床酸碱平衡失调类型,主要见于二氧化碳潴留急剧增加、肾脏尚未来得及保留过多的 HCO_3^- 的患者。此时 $PaCO_2$ 升高和 pH 下降明显,pH 有时可<7.30,甚至 7.10～7.20,BE 可以正常或轻度下降。

应当指出,呼吸性酸中毒不是补碱的绝对指征,对失代偿呼吸性酸中毒患者的补碱应持慎重态度,以计算补碱药物剂量的 1/3 缓慢静脉滴注,然后再观察血液化验结果。因为呼吸性酸中毒患者,由于肾脏的代偿性,BE 为正常正值(<+3),如果稍补碱不慎重,可能会合并代谢性碱中毒。当患者 pH>7.45,$PaCO_2$>50mmHg,BE>+3 或更高,肺性脑病可能由原来呼吸性酸中毒引起的抑制型变为混合型(抑制兴奋)或兴奋型,患者的水电解质与酸碱平衡紊乱可能更为复杂,治疗也更加困难,预后较差,病死率将明显增高,可能达 80%。

补碱公式:[−3−(患者 BE 值)]×体质量(kg)×细胞外液(20%)−补碱量(mmol/L)

总之,对呼吸性酸中毒的患者,应以改善肺的通气为主,积极的病因治疗是改善通气的主要环节,严重时只能借助于机械通气。

2.代偿性呼吸性酸中毒

多见于二氧化碳潴留缓慢增加的患者,肾脏代偿性保留过多的 HCO_3^-,以使pH 尚能维持在正常范围或仅轻度增高或下降,但 $PaCO_2$ 仍明显升高。主要以改善肺的通气为主,不需要补充碱性药物。

3.呼吸性酸中毒合并代谢性碱中毒

是肺性脑病最常出现的临床酸碱平衡失调类型,主要见于二氧化碳潴留逐渐增加,肾脏代偿性地保留过多的 HCO_3^-,以使 pH维持在正常范围;有时因患者同时合并低钾和低氯,此时 $PaCO_2$ 升高仍然明显,但pH 和 BE 值也增高。当代谢性碱中毒严重时,BE 甚至可以>+15mmol/L。

(1)碱中毒危害性

①抑制呼吸,使 CO_2 潴留进一步加重。

②低血钾:碱中毒时,肾脏的离子交换改变,如 H^+-Na^+ 交换减少、K^+-Na^+ 交

换增加,细胞内外的离子交换,可使血清钾减少,并引起心律失常,其中最严重的是室性心动过速和室颤,如处理不及时,随时可造成患者死亡。

③血液 2,3-二磷酸甘油酯(DPG)与 50%氧压(P50)下降,氧离曲线左移,组织缺氧加重。

④血清 Ca^{2+} 与 Mg^{2+} 下降。

⑤脑血管痉挛,脑组织缺氧,脑水肿形成,肺性脑病加重。

(2)治疗

①纠正低钾与低氯。

②口服氯化铵或稀盐酸液。

③醋氮酰胺:作为碳酸酐酶抑制剂,能影响组织 CO_2 运转,尤其加重脑组织中 CO_2 聚积,应慎用。250mg 口服,2 次/d。

④盐酸精氨酸:应用其中盐酸纠正碱中毒。优点是作用快、不含钠、不加重水肿、无促进心力衰竭之忧。此外,精氨酸是鸟氨酸循环重要环节,能促进尿素合成与排氨,适用于肺、脑、肝、肾功能不全,排氨功能减低的患者。方法是每次 10~20g,以 5%葡萄糖液 500~1000ml 缓慢静脉滴注(4h 以上),24h 总量为 20~40g。

4.呼吸性酸中毒合并代谢性酸中毒

除 $PaCO_2$ 升高外,pH 明显降低,是补碱的绝对适应证。多因同时合并肾功能不全或严重缺氧和饥饿,机体无氧酵解或分解增加,产酸过多所致。

(八)补钾问题

慢性呼吸性酸中毒和肺性脑疾患者,因厌食或禁食,钾的摄取不足,加之利尿剂和激素的使用等,钾的排泄量增加,输入葡萄糖和大量青霉素钠盐的应用,也可降低血清钾。酸中毒本身,使钾和钠在远端肾小管的交换增加,钾排泄量增加。

呼吸性酸中毒合并代谢性碱中毒,血清钾、氯均降低。但由于钾的代谢比较缓慢,血清钾的浓度并不能真实地反应体内钾的情况。碱中毒越重,碱剩余为正值>+3,HCO_3 越高,而 Cl^- 越低。总之,碱中毒患者,不管血清钾是否正常,体内总是缺钾。每克 KCl 内含 K^+ 13.3mmol/L,体内丢钾 200~400mmol/L,相当于 KCl 15~30g,临床即出现严重低血钾症状,应在 5~7d 内补足。可根据病情,每日静脉补给 3~6g,6d 后改 3g/d 维持剂量。见尿补钾始终是补钾的原则,每日尿量应保持在 500ml 以上。

(九)镇静药的使用

镇静药能抑制咳嗽反射,加重痰液引流不畅,加重二氧化碳潴留,加重呼吸性酸中毒,甚至抑制呼吸中枢而导致死亡,应尽量避免使用,特别是对呼吸中枢有选择性抑制剂,如吗啡、哌替啶、地西泮等应为禁忌。如果患者极度躁动,引起耗氧量增加和影响治疗措施的实施时,作为临床紧急措施,可选择对呼吸中枢影响较小的药物,如奋乃静口服、10%水合氯醛灌肠、苯巴比妥肌内注射。应用机械通气的患者,上述镇静药可以应用,此时无需顾忌这些药物对呼吸中枢的抑制,只应注意血管扩张所致的血容量相对不足和(或)血压下降。

(十)利尿剂

肺性脑病的患者,利尿剂的应用易造成电解质紊乱,如低钾低氯性碱中毒,故应慎用。一般原则是尽可能不用,非用不可时应小量、间歇应用,最好是排钾和保钾的利尿剂合用,如氨苯蝶啶(50mg,2~3 次/天)或安体舒通与双氢克尿噻(25mg,2 次/天)合用。应用过程中,注意监测血电解质改变与24h尿量,并随时补充电解质,调整各种利尿剂的用量。

(十一)脱水治疗

脱水并不是肺性脑病的常规治疗,只有当出现脑水肿、脑疝等症状时,脱水治疗才成为必要的治疗措施。

肺性脑病患者除呼吸衰竭外,肝、肾功能障碍和电解质紊乱常同时存在,患者常有不同程度的失水和痰液黏稠。失水可造成血液黏滞度增加和血流缓慢,从而增加脑细胞缺氧和血管内凝血的危险性。因此,对肺性脑病患者的脱水疗法,一直存在分歧。

1.适应证

(1)凡有脑水肿或脑疝症状和体征者,如头痛、脑脊液压力升高、眼底视神经乳头水肿、眼底血管扩张,伴有神经精神症状或运动紊乱及呼吸节律改变者。

(2)重症患者通过综合治疗,意识障碍仍逐渐加重者。

2.药物及用法

(1)20%甘露醇或 25%山梨醇:主要分布在细胞间隙,不进入细胞内,降脑压后,不发生反跳现象,性质稳定,无毒性。应用广泛,应用剂量意见不一致。为防止电解质紊乱,250ml 静脉注射,1 次/12h,疗效好。

(2)50%葡萄糖:能提高血浆渗透压,有脱水、利尿作用,并可供在体内迅速氧化;因其可透过血脑屏障,易引起颅内压"反跳现象",故降颅压效果差。80~100ml静脉注射,1 次/6~12h。

(3)甘油果糖:对肾功能损害小,250ml 静脉注射,1 次/12h。

3.应用脱水剂注意事项

(1)有心力衰竭者,应慎用能加重心脏负担的脱水剂,如甘露醇等。

（2）循环不稳定时，应禁止使用，必要时可用血管活性药提高血压，然后再适当应用脱水剂。

（3）用后尿量少者，不能再使用，否则加重心力衰竭和脑水肿。此类患者可考虑改用呋塞米，但快速利尿药易引起电解质紊乱，不宜多用。

（4）应用脱水与利尿药物时，应定时监测血电解质。

（5）血液浓缩与红细胞显著增多者，也应慎用脱水和利尿剂。

此外，低分子右旋糖酐注射液，能降低血液黏稠度，并可改变红细胞膜的电荷状态，从而改善微循环，预防和消除红细胞凝集，起到通脉祛瘀的作用。每次用量250～500ml 静脉滴注。开始根据心力衰竭情况，以后逐渐加快。亦有人主张 2 次高渗剂之间使用低分子右旋糖酐，以克服脱水带来的不利影响。

（十二）促进脑细胞代谢药物

1.细胞色素 C　本品系牛心、猪心和酵母中提取的细胞呼吸激活剂，是含铁卟啉的蛋白质，作用机制与辅酶相似，有氧化型（含 Fe^{3+}）和还原型（含 Fe^{2+}）2 种状态。在酶的参与下相互转变，经过氧化、还原，完成传递作用。

在氧化过程中，细胞色素 C 为一传递氢体，但它不接受 H^+ 而接受氢的电子，起着传递电子的作用。氢原子的电子被氧化型细胞色素 C（含 Fe^{3+}）接受后，H^+ 便游离于溶液中，细胞色素 C 接受 2 个电子后，便成为还原型细胞色素 C（含 Fe^{2+}）；再经过细胞色素氧化的作用，将 2 个电子传递给氧，使其成为 $[O^-][O^-]$ 再与游离的 2 个 H^+ 化合成 H_2O。因此，细胞色素 C 在生物氧化细胞的呼吸过程中，是极其重要的，是有效呼吸电子传递体。细胞呼吸过程中，绝大部分均有此传递体参加。

组织缺氧时，细胞膜的渗透性增高。注入的细胞色素 C 容易进入细胞内，起到矫正细胞呼吸和物质代谢的作用，故可作为组织缺氧治疗的辅助药物，可用于肺性脑病、一氧化碳中毒、休克、缺氧、冠状动脉硬化性心病等。成人 15～30mg，1～2次/天。

2.三磷腺苷

有扩张血管、降低血压，与葡萄糖合用可增加脑血流量，并可使末梢血管抵抗力降低，脑血管阻力降低，改善脑循环和促进细胞代谢作用。可用于脑缺氧、脑和冠状血管硬化、心肌梗死、肝炎、肾炎、进行性肌萎缩等疾病。成人 20～40mg，2～3次/天，肌内注射或静脉滴注、静脉注射均可。

此外，细胞色素 C、三磷腺苷和辅酶 A 也可联合静脉滴注。

（十三）强心剂应用

1.原则

（1）慎用：缺血性心脏病的患者，应慎用洋地黄类强心剂，以免引起洋地黄类药物中毒。

(2)小量分次:选用作用发生快和排泄快的西地兰类药物,小量分次应用十分安全。

(3)不能单以心率快慢与颈静脉怒张判断心力衰竭:肺心病和肺气肿患者,由于肺功能不全和呼吸衰竭,缺氧可能始终存在。缺氧本身就可使心率增快(>100次/分);另外,肺气肿患者胸廓负压小,静脉回流障碍,颈静脉怒张明显,但肝颈反流(一)。

2.应用指征

有体静脉瘀血体征,如下肢水肿、颈静脉怒张、肝反流(+)、心率增快等。

(十四)几个新方法

1.α 受体阻滞剂——酚妥拉明

(1)原理:①扩张支气管和肺血管,降低肺动脉压。②扩张支气管平滑肌。过去对气管、支气管平滑肌内是否存在 α 受体有争论,现已得到证实。③Szentirang (1968)首先指出哮喘发作病的 β 受体阻滞学说:哮喘发作,β 受体功能低下,α 受体活性增高,参与控制支气管平滑肌张力,内源性儿茶酚胺由次要的 α 受体兴奋作用变成主要作用,引起支气管平滑肌痉挛。α 受体阻滞剂能阻断这一作用,并显著增加腺苷酸环化酶活性,恢复其对 β-肾上腺素能的反应。

(2)方法:$10\sim20mg/(50ml.d)$,静脉滴注。

2.肝素(小剂量)

(1)原理

①抗凝、降低血液黏滞度、疏通微循环,有利于低氧血症合并红细胞增多的高凝患者。

②缓解喉、支气管痉挛,能降低呼吸道阻力。

③降低痰液黏滞度。

④抗炎、抗过敏。

(2)方法

①监测血小板、出凝血时间,纤维蛋白原,凝血酶原时间。

②肝素 50mg(6350U)+10%葡萄糖 $50\sim100ml$ 静脉滴注,1 次/天,7d 为 1 个疗程。

③应用中经常复查出、凝血时间,及出血倾向。

3.莨菪类药

如东莨菪碱与山莨菪碱。

（1）原理：①改善微循环，从而改善肺、脑、肾等器官功能。②抑制大脑皮质，兴奋呼吸，适用于兴奋型肺性脑病患者，以避免呼吸兴奋大脑皮质，加重或诱发抽搐的副作用，也避免镇静药在控制抽搐同时抑制呼吸的弊端。③调节自主神经，解除平滑肌痉挛，抑制迷走神经兴奋，减少呼吸道腺体分泌物，改善通气功能。

（2）方法：东莨菪碱 0.3～0.6mg/次静脉滴注或山莨菪碱 10～20mg/次静脉注射或静脉滴注。

（3）不良反应：常出现不同程度的心率增快，精神兴奋和肠蠕动减少等，停药后缓解。

第四章　新生儿呼吸系统危重症

第一节　胎粪吸入综合征

胎粪吸入综合征(MAS)多发生于足月儿和过期产儿。是指胎儿在宫内或产时吸入混有胎粪的羊水导致呼吸道和肺泡机械性阻塞和化学性炎症,出生后出现以呼吸窘迫为主,同时伴有其他脏器受损的一组综合征。

一、病因

引发胎粪吸入综合征的原因现在仍不很清楚,急、慢性缺氧和(或)感染可导致宫内排泄胎粪,此时胎儿或新生儿喘息会吸入粪染羊水。产前或产时吸入胎粪可阻塞气道,影响气体交换,引起严重呼吸窘迫。

1.过熟儿

胎粪吸入综合征的发生和胎儿的成熟度有明显的相关性。怀孕周期超过42周的胎儿,有30%的机会发生羊水胎粪染色。而怀孕周数在37周以下的新生儿则羊水胎粪染色极少发生。

2.子宫内胎儿窘迫

胎儿在子宫内若侦测到心跳在宫缩时有不规律的下降或下降过慢,脐带动脉的血液流动在舒张期消失或逆流,或胎儿心跳过慢等与胎儿子宫内窘迫有关的迹象时,发生胎粪吸入综合征的机会都会增加。

3.家族内有过敏性的体质

母亲有气喘问题的发生MAS的比例明显增加。

4.母亲吸烟或使用特殊药物

抽烟对胎儿的影响是大家所熟知的,可以造成胎儿在子宫内的生长迟滞,胎儿处于一种不适当的环境下,胎粪自然就容易排出体外,加上胎盘功能不足,所以容易发生胎粪吸入综合征。使用一些禁药如安非他命、古柯碱等会引起血管收缩或血管发炎,所以胎儿容易发生窘迫的状况导致胎粪吸入综合征。

二、临床表现

1.分娩时可见羊水混胎粪。患儿皮肤、脐窝和指（趾）甲床留有胎粪痕迹。口、鼻腔吸引物中含有胎粪。气管内吸引物中见胎粪可确诊。

2.出生后既有呼吸困难、发绀、前胸隆起，伴有三凹征等呼吸窘迫表现，症状的轻重与吸入羊水的物理形状（混悬液或块状胎粪等）有关，少数患儿也可出现呼气性呻吟。早期两肺有鼾音或粗湿啰音，以后出现中、细湿啰音。如呼吸窘迫突然加重和一侧呼吸音明显减弱，应怀疑发生气胸。

3.重症 MAS 患儿多伴有 PPHN，主要表现为持续而严重的发绀。

三、X 线检查

1.轻型

肺纹理增粗，呈轻度肺气肿，横膈轻度下降，诊断需要结合病史及临床，常仅需吸入低于 40％氧，吸氧时间＜48h。

2.中型

肺野有密度增加的粗颗粒或片状、团块状、云絮状阴影；或有节段肺不张及透亮充气区，心影常缩小，常需吸入＞40％氧，持续吸氧时间＞48h，但无气漏发生。

3.重型

两肺有广泛粗颗粒阴影或斑片云絮状阴影及肺气肿现象，有时可见肺不张和炎症融合形成大片状阴影，常并发气胸或纵隔积气，需机械通气治疗，持续通气时间常超过 48h，常伴肺动脉高压。

四、诊断要点

要诊断胎粪吸入综合征首先要有羊水胎便染色的发生，患者的皮肤、脐带及指甲通常会因为长期的胎粪浸泡而出现染色，声带也会因为胎粪的吸入而染上颜色，如果能将声带下方的气管内容物抽出来，也会抽出胎粪。胸部 X 线片上的典型变化也有助于诊断。

五、治疗

是否需要插管抽出声带以下呼吸道内的胎粪，取决于新生儿的临床表现及医务人员的处理时间。若是胎粪在羊水中很稀，只有当胎儿在产前即出现窘迫迹象、明显窒息或产科医护人员未能清除口咽内胎粪的时候，才需要插管来抽除胎粪。

若是羊水中的胎粪浓度很高,甚至有胎粪的颗粒,那么应该插管抽出胎粪。如果新生儿的临床表现正常,无需任何处置便非常活跃,可以不必插管处理。

1.一般处理及监护

(1)注意保温,将患儿置于合适的中性环境温度中。

(2)有呼吸系统症状者应进行血氧监测,可做血气或以经皮测氧仪或脉搏血氧饱和度仪监测氧合状态,及时处理低氧血症,如有严重低氧血症疑并发持续肺动脉高压时,如条件许可应做脐动脉插管。

(3)严重窒息者应每隔2h监测血压1次,当有低血压、灌流不足及心搏出量不足表现时,可输入生理盐水,必要时可考虑血浆或5%白蛋白;对于严重窒息患儿尚需精确记录尿量,为防止脑水肿及肾衰竭,需限制液体,出生后第1天给予液量为60ml/kg,第2天根据尿量可增加至60~80ml/kg,有代谢性酸中毒者应以碳酸氢钠纠正。

(4)监测血糖及血钙,发现异常均应及时纠正。

2.氧疗

物理治疗过程中需同时供氧,证实有低氧血症时应给予头罩湿化、加温吸氧,随时调整吸入氧浓度,使血氧分压保持在6.65kPa以上,因持续低氧会造成肺血管痉挛并发持续肺动脉高压。

3.清理呼吸道

(1)出生后2h内,每30min行胸部物理治疗及吸引一次,如有呼吸道症状出现,胸部X线片有斑片阴影时,以后每隔3~4h做胸部物理治疗及吸引1次。

(2)见到胎粪污染羊水时,于婴儿胸部娩出前清理口、鼻、咽分泌物,用大口径吸管吸出含胎粪的黏液、羊水,窒息如无活力婴儿出生时立即在喉镜下用胎粪吸引管做气管内吸引,然后再按复苏步骤处理,必要时需再次气管插管吸引。

(3)如自主呼吸有力可拔除气管插管,继续观察呼吸症状,同时摄胸片了解肺部吸入情况。

4.机械通气

(1)当吸入氧浓度增加至60%,而$PaO_2<6.65kPa$或$PaCO_2>7.98kPa$时需机械通气治疗,为防止空气进一步滞留于肺内不能用太高呼气末正压,推荐用0.196~0.39kPa,可用较高吸气峰压2.94~3.43kPa(30~35cmH_2O),呼吸频率20~25/min,吸气时间0.4~0.5s,应有足够呼气时间;也可将呼吸机开始设置为:吸入氧浓度0.8,呼吸频率60/min,吸气峰压2.45kPa,呼气末正压0.29kPa。

(2)某些患儿对较快的通气频率及较短的吸气时间(每次0.2s)反应良好,常规呼吸机治疗失败或并发气漏时,改用高频振荡通气常能取得良好效果。

(3)呼吸机应用过程中如有躁动需同时用镇静药或肌肉松弛药,胎粪吸入综合征患儿在机械通气时,随时应警惕气胸发生,需准备好抽气注射器及排气设备。

5.药物治疗

胎粪会加速细菌生长,故当 X 线胸片显示肺部有浸润变化时应常规给予广谱抗生素治疗,必要时做气管分泌物细菌培养。

6.其他

严重低氧血症病例经上述处理不能使低氧改善时,常并发持续肺动脉高压。

六、经验心得

1.胎粪吸入综合征的临床表现缺乏特异性,但一般均有明确的羊水胎粪污染,胸部影像学检查有特异表现,不难诊断。

2.胎粪吸入综合征主要发生于足月儿,但是并非早产儿就不会发生。虽然发生的概率并不高,但是其合并发生的问题却很严重,特别是新生儿持续性肺动脉高压症的发生,死亡率可高达 50%。我们的建议是只要掌握气管插管的技术,所有羊水内有胎粪染色的新生儿,在出生之后均应插管抽出胎粪,即使是在出生后 4h 以内仍应执行,以将患者的伤害降到最低。

3.对于分娩过程中发现胎粪污染羊水,应迅速作出评估,尽早进行气管插管吸引,尽量清除气道内胎粪,避免或减轻 MAS 的发生。

4.确保胎粪吸入综合征患儿的血氧维持在正常范围,避免因缺氧而合并或加重 PPHN,使治疗困难。

第二节　　新生儿呼吸窘迫综合征

新生儿呼吸窘迫综合征(RDS)又称肺透明膜病,多见于早产儿,临床以出生后不久即出现进行性呼吸困难为主要表现。该症如未经特殊治疗,24h 内即可死亡。

一、病因

1.早产儿肺表面活性物质的产生、释放不足

肺表面活性物质在胎儿 22～24 周产生,于 35～36 周时活力明显增加,故疾病发生率与胎龄呈反比。

2.低氧、酸中毒

此时肺呈低灌流状态,抑制表面活性物质的产生及释放。围生期窒息,急性产科出血如前置胎盘、胎盘早剥、双胎中的第二个婴儿及母亲低血压等时,肺透明膜病的发生率均显著增高。

3.高胰岛素血症

糖尿病母亲的婴儿,常有胰岛细胞增生现象,产生高胰岛素血症,由于胰岛素拮抗肾上腺皮质激素对卵磷脂的合成作用,使胎儿肺延迟成熟。

4.剖宫产儿

剖宫产执行在分娩发动前时 RDS 发生率亦可明显增高,此类婴儿常为晚期早产儿。

5.家属倾向

曾患过 RDS 婴儿的孕妇,以后分娩 RDS 的机会高达 90%～95%。

6.人种、性别关系

白种人及男婴的发生率相对较高。

7.肺表面活性物质产生及代谢方面缺陷病

包括表面活性蛋白 B 及 C 基因突变及 ABCA3 基因突变(其产物位于 II 型肺泡上皮板层体内的 ABC 转运蛋白)所致的严重 RDS。

二、临床表现

一般于出生后 6h 内出现呼吸困难,但症状亦可发生在分娩室内,呼吸困难症状可逐渐加剧,典型的有气促、呼气呻吟、吸气凹陷、鼻翼扇动及发绀等,病情严重时有呼吸暂停、肌张力低下、低血压等表现,严重肺不张时胸廓塌陷,没有适当呼吸支持者往往在出生后 2～3d 因呼吸衰竭死亡,轻症者发病晚,呼吸困难轻,偶有呼气呻吟声,经 3～4d 后随表面活性物质的合成而好转。常有以下并发症。

1.急性期并发症

(1)气漏:RDS 急性期突然恶化,发绀加重,呼吸困难或呼吸暂停,血压降低或出现心动过缓时常可能并发气胸、纵隔积气及心包积气等,肺间质气肿常发生在张力气胸之前。

(2)感染:常因应用呼吸机及各种损伤性监测引起医源性感染如肺炎、败血症等。怀疑时应采血及分泌物培养后用抗生素治疗。

(3)脑室内出血(IVH):<1.5kg 的早产儿 IVH 的发生率为 40%,RDS 患儿由于低氧、酸中毒及正压通气的影响使 IVH 的发生率增加,严重的 IVH 可出现呼吸

暂停、发绀,血细胞比容迅速下降及酸中毒现象。

(4)动脉导管开放(PDA):病情好转肺血管压力下降时常并发PDA,发生率30%~50%。表现为PaO_2下降、$PaCO_2$上升及呼吸暂停发作,尚未撤离呼吸机者则难以撤离呼吸机。体征有心率增快,心前区强有力的抬举搏动,心音亢进,胸骨左缘3~4肋间可闻及Ⅲ级收缩期杂音,常可触及水冲脉,严重病例有心力衰竭症状。X线胸片有心脏扩大及肺血增多现象,二维超声可直接探得开放的导管,体重<1.5kg的症状性PDA应以吲哚美辛关闭导管,每次0.2mg/kg,1个疗程为2~3次,对有肾衰竭、出血倾向、血小板低于$80×10^9$/L(8万/mm^3)者不用,体重较大的无血流动力学改变的PDA通常限制液体即能使导管关闭。

2.远期并发症

远期并发症包括支气管肺发育不良(BPD)、晶体后视网膜病(ROP)、神经系统损害等。

三、辅助检查

1.X线检查

典型的X线表现有肺容量缩小,肺野透亮度普遍降低,全肺具有均匀的小网状颗粒状阴影及支气管充气症等,严重肺透明膜病全肺野一致性密度增高,心影轮廓及横膈不清称“白肺”。围生期缺氧有急性应激者除典型的X线表现外,在出生后第1~2天胸片尚可见胸腺肿大现象,此现象常于出生第3天后消失。

2.血生化检查

严重低氧血症,早期PCO_2可能正常,轻度代谢性酸中毒、血乳酸增高。

四、诊断

(一)围生期高危因素

1.出生时影响肺成熟的因素

包括早产、母亲糖尿病(IDM)、遗传因素(白种人、同胞RDS史、男性)。可导致肺发育不良的胸廓畸形,如膈疝,也会增加PS缺乏的危险性。PS产生及代谢异常的遗传因素包括PS蛋白B缺陷、PS蛋白C基因突变、ABCA3基因突变,其产物是ATP转运载体,定位在肺泡Ⅱ型细胞板层小体。这些罕见疾病导致严重RDS样表现,常见于足月儿,如不进行肺移植一般有生命危险。

2.PS生成、释放、功能异常的因素

包括早产儿围产窒息,无产兆剖宫产。无产兆剖宫产没有分娩时释放的肾上腺素、皮质激素来增加 PS 的生成与释放的作用。结果在晚期早产儿及足月早期剖宫产儿出现 RDS。

（二）产前预测

1.胎肺成熟度（FLM）评估

产前羊水穿刺实验预测肺成熟度。

（1）US：用薄层色谱仪测定 US。各实验室方法不同，可能影响结果。一般 US＞2 时，RDS 危险性低，例外情况包括 IDM、产时窒息、红细胞增多症。可能例外情况包括 IUGR、胎盘早剥、先兆子痫和胎儿水肿。如有血液、胎粪污染会影响结果。血液和胎粪往往会提高早产儿的 US，降低足月儿的 US。因此，在污染的样本中，US＞2 可能是足月儿，US＜2 可能是早产儿。

（2）TDX-FLMⅡ：用荧光偏振技术测定 PS 白蛋白比。预测临床明显的 RDS，以＞45mg/g 作为成熟结果。血液、胎粪污染标本会影响实验结果，不过影响程度及方向不明。

（3）板层小体计数：羊水板层小体计数也是一种快速廉价的测定方法。板层小体是肺泡Ⅱ型细胞磷脂"包"，随胎龄增长其羊水中含量增加。有一项研究认为板层小体＞50000/ml 提示肺成熟。

2.产前激素治疗

用在胎龄 24～34 周、胎膜完整或有胎膜早破（ROM）但无绒毛膜羊膜炎妊娠女性，她们在以后 7d 内有早产的危险。胎龄＜24 周的治疗还存在争议。激素可介导 PS 生成、促进胎肺及其他组织成熟，确实降低了 RDS、IVH、NEC 和围产死亡率。足疗程治疗包括倍他米松 12mg 肌内注射，2 剂，间隔 24h；或地塞米松 6mg 肌内注射，4 剂，间隔 12h，不过不完整疗程也会改善结局。禁忌证包括绒毛膜羊膜炎及其他需立即分娩指征。用地塞米松者发生脑室周围白质损伤危险性升高，故选择倍他米松更合适。NICHD 新生儿研究显示，产前用倍他米松者较用地塞米松者新生儿死亡率明显下降，有更少的 IVH 及严重早产儿视网膜病变（ROP）趋势。

（三）出生后诊断

RDS 早产儿在出生后不久即出现临床症状，包括：呼吸急促、三凹征（＋）、鼻翼扇动、呻吟和发绀。其胸片典型表现为肺体积缩小，肺野弥漫模糊，支气管充气征。

五、治疗

治疗关键包括：①预防低氧血症、酸中毒（维持正常组织代谢，完善肺表面活性物质的产生，防止右向左分流）；②合适的液体治疗（避免低血容量、休克及水肿，尤其肺水肿）；③防止肺不张；④减少高氧及机械通气所致的肺损伤。

（一）肺表面活性物质替代治疗

肺表面活性物质替代治疗为 RDS 主要治疗手段，能改善 RDS 的转归。肺表面活性物质治疗后氧合改善，呼吸机支持降低，可持续数小时甚至数天。减少气漏发生率及死亡率。常用制剂有牛肺或猪肺浸出液制成的肺表面活性物质。国外常用的有 Survanta、Infasurf 及猪肺磷脂注射液（固尔苏），国内常用的除固尔苏外，还有国产的注射用牛肺表面活性剂（珂立苏）。

1.给药时间

预防性治疗效果常优于肺损伤后的营救性治疗，可在产房内经气管插管给药。经治疗后气漏发生率及死亡率均可降低，并可减少脑室内出血的危险性。一旦诊断 RDS 后，在充分氧合、通气、灌注和监测建立后，早期治疗用药，一般在 1h 内用药。

2.用药方法

所用肺表面活性物质剂量为 $50\sim200mg/kg$，由于不同制剂每毫升所含磷脂量不同，故每千克所需注入的药液毫升数不同。当所需要的药液量较多时，可将其分为不同体位分次给药，如所需毫升数较少时，一次性注入即可。用药过程需密切观测婴儿即时的耐受情况，如注药引起的心动过缓、暂时性的低血氧饱和度及呼吸暂停等。

3.注意事项

注药后需密切观察氧合改善情况，及时调低呼吸机压力，以防气胸产生。

治疗后，应将血氧饱和度（SpO_2）维持在 $88\%\sim95\%$，对＜1250g 的婴儿将 SpO_2 维持在 $85\%\sim92\%$。

（二）氧疗

1.吸氧

吸氧应充分，足以维持 SaO_2 $88\%\sim95\%$，一般此范围足以满足代谢需要。在最小（＜1250g）患儿可更低（$85\%\sim92\%$）。因可能发生早产儿肺损伤、视网膜病变，应避免高于必需的吸氧浓度。所用氧应加温加湿，并通过混合氧通道供给，可准确调整氧浓度。对急性 RDS 婴儿,应直接测定吸入气道的氧气浓度,而不是凭流量估算,至少每小时监测 FiO_2 1 次。应密切监测,使 SaO_2 在适当范围。当气道吸痰,气管插管,呼吸暂停,需用麻醉囊通气时,吸氧浓度应与气囊通气前相同,以避免一过性高氧,并根据持续监测做出相应调整。

2.血气监测

在疾病急性期,可能需要频繁取样以维持动脉血气在适当范围。在改变机械通气参数(如 FiO_2、压力、频率)后 30min 需查动脉血气(PaO_2、$PaCO_2$ 和 pH)。我们使用动脉留置针行血气监测,用脉搏测氧仪持续监测氧合趋势。在稍稳定的婴儿,温暖足跟毛细血管血足以监测 PCO_2 和 pH。

(三)持续气道正压通气(CPAP)

CPAP 可预防肺不张,减少机械通气导致的肺损伤,维持肺表面活性物质的功能。

1.指征

有轻度 RDS 的婴儿尽早使用 CPAP。早期用 CPAP 可减少机械通气,并可降低慢性肺部疾病的发生。

2.使用方法

在气管内注入肺表面活性物质后即可用 CPAP 支持,开始压力为 5～7cmH_2O,流量应设于 6～10L,可逐渐增加压力,每次为 1～2cmH_2O,直至压力达 8cmH_2O。常用鼻塞或鼻咽插管法。治疗时必须置胃管以排除吞入胃中的气体。当病情稳定,能维持目标的 SpO_2 后可慢慢降低压力及吸入氧浓度。当吸入氧浓度降低至 30%时,及压力降低至 4～5cmH_2O 时,如无呼吸窘迫、X 线肺容量正常时可撤离 CPAP。

(四)机械通气

1.指征

$PaCO_2 \geqslant 55mmHg(\geqslant 7.3kPa)$,并迅速上升或 $PaO_2 < 50mmHg(<6.6kPa)$ 及所需吸入氧浓度(FiO_2)>50%时,或有严重呼吸暂停时。

2.通气模式

常用的有同步间歇正压通气(SIMV)或压力支持容量保证模式(PRVC)通气。

3.使用方法

(1)呼吸机开始设置:一般吸气峰压(PIP)为 20～25cmH_2O,呼气末正压(PEEP)为 4～6cmH_2O,呼吸频率为 30～40/min,吸气时间为 0.3～0.4s。RDS 早期肺时间常数很短,故可用短吸气时间较快频率进行通气。

（2）机械通气期间，$PaCO_2$一般维持于$45\sim55mmHg$（$6\sim7.3kPa$）间，称为相对性的高碳酸血症，以减轻肺损伤。当$PaCO_2$持续上升时，需考虑并发气漏、肺不张及PDA等。

（3）病情改善后，可根据血气变化降低PIP、PEEP及FiO_2。当$FiO_2<30\%$时，呼吸频率$20/min$，PIP $18cmH_2O$可考虑拔管，拔管后继续用CPAP治疗以稳定肺容量。

4.紧急情况

（1）疑似原因：气管插管阻塞或位置不良；气漏；呼吸机功能不良。

（2）治疗措施：应立即脱开呼吸机，以皮囊行手控通气，检查两侧呼吸音，并快速吸引气管插管以确保气道通畅，必要时以喉镜检查插管位置或重新插管。当突然低氧、低血压时应高度怀疑气胸，立即观察胸廓运动是否对称，呼吸音是否对称，可做透光试验及胸部X线片以证实气胸，并可做试验性胸腔穿刺，证实后立即置胸腔闭式引流管排气。严重脑室内出血时病情可突然恶化。

（五）支持疗法

1.温度控制

对所有LBW婴儿控制体温至关重要，尤其有呼吸疾病患儿。为减少氧的消耗，应将患儿置于中性环境温度的暖箱或辐射床内。

2.液体及营养

多数RDS患儿需静脉给液。

（1）一般第1天给$70ml/kg$用10%葡萄糖液（$<1000g$者，肾糖阈低，对葡萄糖的耐受性差，血糖正常时可改用5%葡萄糖液）。

（2）第2天起可增加液量至$80\sim100ml/kg$，并加钠$2mmol/(kg\cdot d)$，钾$1mmol/(kg\cdot d)$，必要时给钙剂[10%葡萄糖酸钙$1\sim2ml/(kg\cdot d)$]，有代谢性酸中毒时用等渗碳酸氢钠纠正酸中毒，应用湿化正压通气时不显性失水量减少，在以后的数天内给液量一般不大于$120ml/(kg\cdot d)$，过多给液促使动脉导管开放并造成肺水肿。数天内不能口服喂养者可考虑开始静脉应用氨基酸及脂肪乳剂。

3.维持循环、纠正贫血

严重RDS患儿会发生低灌流及低血压，必须密切监护心率、血压及周围灌注，当有毛细血管充盈时间延长、血压偏低等灌流不足症状时可用生理盐水扩容及正性肌力药[多巴胺$2.5\sim5\mu g/(kg\cdot min)$静脉输注]支持循环功能。血细胞比容应维持在$40\%\sim50\%$，有贫血时应及时输注鲜血或浓缩红细胞。

4.抗感染

对所有 RDS 婴儿进行血培养，全血细胞计数及分类，在血培养未报告前需用广谱抗生素治疗。

六、治疗心得

1.本病是早产儿呼吸衰竭最常见的病因之一，预防性治疗效果常优于肺损伤后的营救性治疗，可在产房内经气管插管给药。经治疗后气漏发生率及死亡率均可降低，并可减少脑室内出现的危险性。

2.本病需与 B 族溶血性链球菌肺炎相鉴别，如感染发生在分娩过程中，X 线表现均类似于肺透明膜病，可做血培养、胃液涂片找中性粒细胞，末梢血查未成熟中性粒细胞/白细胞总数比例来鉴别。

3.本病尚需与新生儿湿肺鉴别，新生儿湿肺是一种自限性疾病，多见于足月儿，症状很快消失，预后好，X 线检查见两侧肺野透明度较低，肺纹理增多增粗及斑点状浓度增深的阴影，有时可见叶间或胸腔积液，因代偿性肺气肿而于肺野出现广泛而散在的小透明亮区。

第三节　早产儿呼吸暂停

早产儿呼吸暂停为呼吸停止 20s 以上伴心动过缓（心率＜100/min）及发绀。心动过缓及发绀常在呼吸停止 20s 后出现，30～40s 后出现苍白、肌张力低下，此时婴儿对刺激反应可消失。

一、病因

（一）呼吸中枢发育不成熟

1.与脑干神经元的功能有关

胎龄越小，中枢越不成熟，脑干听觉诱发反应示传导时间延长，随着胎龄增加传导时间缩短，呼吸暂停发作亦随之减少。

2.与胎龄大小及对 CO_2 的敏感性有关

胎龄越小中枢越不成熟，对 CO_2 升高的反应敏感性低，尤其低氧时化学感受器对 CO_2 的刺激反应更低易使呼吸抑制。

3.与快速眼动相睡眠期有关

早产儿快速眼动相睡眠期占优势，此期内呼吸不规则，肋骨下陷，肋间肌抑制，潮气量降低,肺容量降低 30％,PaO_2 下降后呼吸功增加,早产儿膈肌的氧化纤维数量少,易疲劳而产生呼吸暂停。

(二)呼吸肌

上气道呼吸肌,如颏舌肌,能起着吸气时保持咽部开放的作用,早产儿颏舌肌张力低下,快速眼动相期常可引起梗阻性呼吸暂停发作。

(三)化学感受器

早产儿神经递质儿茶酚胺量低,致使化学感受器敏感性差,易造成低通气及呼吸暂停。

(四)反射异常

由于贲门、食管反流或其他因素所致的咽部分泌物积聚,通过喉上神经可反射性抑制呼吸,吮奶时奶汁刺激迷走神经,＜32 周龄者吞咽常不协调及放置胃管刺激咽部时均可引起呼吸暂停。

(五)其他

如低氧血症、早产儿贫血、感染、代谢紊乱、相对高的控制环境温度、颈部过度屈曲或延伸时因上气道梗阻可引起呼吸暂停,镇静药用量太大,速度太快时可引起呼吸暂停。

二、临床表现

婴儿出生时皮肤常覆盖胎粪,指(趾)甲及脐带为胎粪污染呈黄、绿色,经复苏,建立自主呼吸后不久即出生呼吸困难、青紫。当气体滞留于肺部时,因肺部过度扩张可见胸廓前、后径增宽呈桶状,听诊可闻粗大啰音及细小捻发音;出生时有严重窒息者可有苍白和肌张力低下,由于严重缺氧可造成心功能不全、心率减慢,末梢循环灌注不足及休克表现。少数患者可伴有气胸及纵隔积气,严重病例当并发持续胎儿循环时呈严重青紫。

三、诊断

早产儿特发性呼吸暂停往往在出生后第 2～6 天发生,出生后第 1 天或 1 周后出现呼吸暂停发作者常有原因可以找到,在作出早产儿特发性呼吸暂停诊断时必须排除可能存在的继发因素,应从病史、体检着手考虑,出生第 1 天发生呼吸暂停常示肺炎、败血症或中枢缺氧缺血性损害;根据不同情况考虑行动脉血气、血糖、血钙、血电解质、血细胞比容、胸片、血培养及头颅 B 超检查以明确病因诊断。

四、治疗

频繁、持续时间长的呼吸暂停(即每小时 2～3 次)或频繁需要复苏囊复苏时,为避免损伤及危险应开始治疗。

(一)一般治疗

1.呼吸暂停时,先用物理刺激如弹拍足底、摇动肩胸部等,并可置振荡水袋于患儿背部,定时加以振荡刺激(给予前庭及本体感受刺激)以减少呼吸暂停发作。

2.置于低限的中性环境温度中,保持皮肤温度于 36.2℃可减少发作,俯卧位可改善肺的通气功能,可减少呼吸暂停发作。避免寒冷刺激面部,面罩或头罩吸氧均需加温湿化,避免咽喉部用力吸引,摆好头位勿屈颈及过度延伸头颈部,以免引起气道梗阻。

3.反复发作有低氧倾向者在监测 PaO_2 情况下(可用经皮测氧分压、脉搏血氧饱和度仪及血气)可给低浓度氧,一般吸入氧浓度不超过 25%,将 PaO_2 保持在 6.65～9.31kPa。SpO_2 保持在 85%～95%,轻度低氧引起呼吸暂停发作者给氧可减少呼吸功和(或)可减少中枢因低氧所致的抑制反应。

(二)甲基黄嘌呤类药物(茶碱、氨茶碱、咖啡因)

1.氨茶碱

负荷量为 4～6mg/kg,隔 6～8h 后用维持量每次 1.4～2mg/kg,疗程 5～7d。

2.枸橼酸咖啡因

负荷量为 20mg/kg,口服或静脉注射,负荷量应用 24h 后用维持量 5～10mg/kg,1 日 1 次(或可分为 1 日 2 次),有条件时应做血浓度监测,将浓度维持在 10～20μg/ml。

(三)持续气道正压(CPAP)

反复发作的呼吸骤停对药物治疗无效时可用鼻塞 CPAP 治疗,压力可置于 4～6cmH₂O,流量为 1～2.5L/min。

(四)机械通气

上述治疗无效者,严重反复发作持续较长时间者可用机械通气。

五、治疗心得

所有小于 34 周龄的婴儿出生后的第 1 周内,条件许可时必须以呼吸暂停监护仪监护,或以心、肺监护仪监护心率及呼吸,并设置好心率的呼吸暂停时间报警值,当心率小于100/min出现报警时应检查患儿有无呼吸运动,及有呼吸运动而无气流进入,每个有呼吸暂停发作的婴儿均应详细记录呼吸暂停发作的时间、发作时的严重情况及经过处理等。

第四节　新生儿肺出血

新生儿肺出血又称出血性肺水肿,是指病理检查在气道恶化肺间质出现红细胞。间质出血主要发生于出生24h以上的婴儿,主要见于出生体重小于1500g发生PDA的早产儿。可表现为点状肺出血、局灶性肺出血及弥漫性肺出血三种病理类型。

一、病因

1.缺氧性肺出血

(1)低体温/寒冷损伤(硬肿症):为导致肺出血的最常见病因。

(2)各种围生期缺氧:常见疾病有吸入性肺炎、青紫型复杂心脏畸形、呼吸窘迫综合征,少见疾病有缺氧性颅内出血、破伤风喉痉挛致严重窒息、重度新生儿窒息。

(3)孕母患妊娠期高血压疾病:常引起胎儿缺血缺氧、宫内窘迫,并形成恶性循环,最终引起胎儿/早期新生儿肺出血。

2.感染性肺出血　常见感染有感染性肺炎、败血症、坏死性小肠结肠炎、腹膜炎,少见感染有化脓性脑膜炎、中毒型细菌性痢疾、坏死性咽峡炎等。

二、临床表现

1.肺出血前　临床表现随不同的原发病而异,一般多有全身症状:低体温、皮肤苍白、发绀、活动力低下甚至呈休克表现;常伴有呼吸障碍:呼吸增快、呼吸暂停、呼吸困难、吸气性凹陷或呻吟。

2.肺出血时

临床表现可突然加重,肺部听诊呼吸音降低或有粗大湿啰音。且病理检查发现仅26.78%(211/788)于鼻腔、口腔流出或喷出血性液,或于气管插管后流出或吸出血性液。三种不同病理类型的肺出血,临床表现无差异,但在数天内仅反复小量肺出血者,多为点状或小局灶性肺出血,大量肺出血者,80.5%于肺出血12h内死亡。

三、辅助检查

1.X 线检查

典型肺出血胸部 X 线表现为：①广泛分布的斑片状影,大小不一,密度均匀,有时可有支气管充气征;②可见肺血管淤血影:两肺门血管影增多,两肺或呈较粗网状影或伴斑片影;③大量出血时或呈"白肺"征;④可见到原发性肺部病变。

2.实验室检查

主要反映心肺失代偿情况。①血气分析可见 PaO_2 下降, $PaCO_2$ 升高;酸中毒多为代谢性,少数为呼吸性或混合性。②外周血红细胞减少。

四、诊断

当突发心肺动能失代偿、呼吸道出现血性液体时临床诊断肺出血。新生儿肺出血,一向以病理诊断为标准,即肉眼见肺出血总面积占全部肺面积的两叶以上,镜下能见到大片肺出血者,亦称为弥漫性肺出血。为避免误诊及减少漏诊,临床诊断标准应"以气道内有血性液流出而食管内无血性液者为诊断依据",胸片和实验室检查可协助诊断。

五、治疗

病因不明,故多支持性治疗。治疗上必须针对四个环节:①抗失血性低血容量性休克;②抗内窒息引起的血气交换障碍;③抗导致肺出血的有害因素;④PVEC 的修复。目前肺出血的治疗手段除抗休克外,主要仍是抗内窒息所引起的血气交换障碍。

1.常规治疗

(1)注意保暖,保持呼吸道畅通,输氧,限制输液量为 60ml/(kg·d),滴速为 3~4ml/(kg·h)。

(2)碳酸氢钠应用:早期应用碳酸氢钠静注,使血 pH≥7.25,既可纠正严重酸中毒,亦可降低肺动脉高压。

2.补充血容量

对肺出血致贫血的患儿可输新鲜血,每次 10ml/kg,维持血细胞比容在 45% 以上。

3.抗失血性低血容量性休克

弥漫性肺出血常致失血性低血容量性休克,可做抗休克治疗。对部分败血症休克伴轻度肺出血患儿,做双倍量交换输血或有一定疗效,既治疗原发病,亦控制了肺出血。对弥漫性肺出血,无论是输血或换血,均无多大效果。

4.抗内窒息治疗

(1)常规机械通气(CMV)。呼吸机参数可选择 FiO_2(吸氧浓度)$0.4\sim0.6$,PEEP(呼吸末正压)$6\sim8cmH_2O$,RR(呼吸次数)$35\sim45/min$,PIP(最大吸气峰压)$25\sim30cmH_2O$,I/E(吸呼比)$1:1\sim1:1.5$,FL(气体流量)$8\sim12U/min$,早期每 $30\sim60min$ 测血气1次,以做调整呼吸机参数的依据,在肺出血发生前,如发现肺顺应性差,平均气道压(MAP)高达 $15cmH_2O$,应注意肺出血可能,在肺出血治疗期间,当 $PIP<20cmH_2O$,$MAP<7cmH_2O$,仍能维持正常血气时,常表示肺顺应性趋于正常,肺出血基本停止。若 $PIP>40cmH_2O$ 时仍有发绀,说明肺出血严重,患儿常常死亡。呼吸机撤机时间,必须依据肺出血情况及原发病对呼吸的影响综合考虑。

(2)高频振荡通气(HFOV)。HFV 使用指征:在 CMV 治疗后,PEEP 仍 $\geqslant8cmH_2O$,$a/APO_2<0.2$,和(或)有呼吸性酸中毒($PaCO_2\geqslant60mmHg$,pH<7.25)。若原 $FiO_2\leqslant0.4$,HFOV 的 MAP 应比停用 CMV 前高 $2.0cmH_2O$,若原 $FiO_2>0.4$,则 MAP 直接调为 $14cmH_2O$。在上述 MAP 基础上临时加 $4cmH_2O$,构成叹息压,然后连续给予 $3\sim4$ 次、每次$<1s$ 的叹息呼吸后,若 PaO_2 升高,则原 $FiO_2\leqslant0.4$ 者,MAP 在原有基础上再增加 $2cmH_2O$(即共增加 $4cmH_2O$),并维持到病情稳定。若原 $FiO_2>0.4$ 者,MAP 再加 $2cmH_2O$,即达 $16cmH_2O$,当氧合改善后,可再行叹息试验,若有效,MAP 可再升至 $18cmH_2O$(通常不大于 $18cmH_2O$)并维持此水平。

(3)外源性肺表面活性物质(exPS):国外认为 exPS 可降低肺泡表面张力,防止肺泡萎陷,改善通气/血流比例;增加组织氧供,减少酸中毒;补充 PS 不足及清除 OFR,抑制局部炎症介质而治疗肺出血。对肺出血儿采用 CMV 或 HFOV 的同时气管内滴入 exPS:Survanta 4ml/kg 每 6h1 次,最大剂量为 4 次,均取得良效。

六、经验心得

肺出血往往是疾病的晚期表现,预防原发病的发生是最有效的预防方法,窒息及早产、低出生体重、新生儿呼吸窘迫综合征、感染、低体温等均为肺出血的高危因素。因此,对于极低或超低出生体重儿,尤其在出生后 1 周内,需注意给予积极有效的复苏。积极治疗 RDS,注意保暖,纠正低氧血症,预防酸中毒,以预防肺出血的发生。

第五章　呼吸系统危重症的治疗技术

第一节　机械通气

在临床上,对各种原因引起的呼吸衰竭,经常规治疗效果不佳且病情进一步加重者,均应给予人工呼吸机通气支持疗法。人工呼吸机简称呼吸机,实际上它并不能代替患者呼吸。

一、机械通气的适应证和禁忌证

(一)机械通气的适应证

1.慢性阻塞性肺病(COPD)所致的呼吸衰竭

在合理氧疗的情况下,出现下列指征应行机械通气:①$PaCO_2$ 进行性增高,伴有意识障碍或昏迷;②$PaO_2 < 45mmHg$;③呼吸频率>30 次/min 或呼吸浅慢,呼吸抑制;④$PaCO_2 > 70 \sim 80mmHg$;⑤$pH < 7.25$。

2.重症支气管哮喘

经积极的内科治疗,患者于 $24 \sim 48h$ 症状无好转或恶化,且出现下列指征之一者:①严重的呼吸肌疲劳;②$PaCO_2 > 6kPa(45mmHg)$,且呈上升趋势;③由低氧或二氧化碳潴留引起神志改变;④极度呼吸困难,但哮鸣音明显减轻。

3.急性呼吸窘迫综合征(ARDS)

患者行早期机械通气治疗可改善预后,故其指征应放宽。在 60% 吸氧浓度下,若 $PaO_2 < 8kPa(60mmHg)$ 或 $PaCO_2 > 6kPa(45mmHg)$,$pH < 7.30$,氧合指数 <200 时,即可考虑行机械通气治疗。

4.神经肌肉疾患

神经肌肉疾患引起的呼吸衰竭患者,若出i现下列指征之一,即可行机械通气治疗:①最大吸气负压$<2.45kPa(25mmHg)$;②肺活量$<15ml/kg$;③$RR>30 \sim 40$ 次/min。

5.上呼吸道梗阻所致的呼吸衰竭

首先畅通呼吸道(如气管插管或气管切开),然后据病情决定是否机械通气。

6.术后呼吸支持

术后患者若吸氧浓度>40%(PaO_2<8kPa 或 $PaCO_2$>6.67kPa),即应考虑机械通气治疗。其中行心胸外科,脑外科及上腹部手术患者如术前 VC<50%预计值或 FEV_1/VC<70%,术后为阻止或预防呼吸衰竭的发生,可行预防性机械通气。

7.药物过量所致的呼吸衰竭

如镇静药引起的呼吸中枢受抑制导致的呼吸衰竭患者应保持呼吸道通畅,早期开始机械通气治疗。

8.急性左心衰竭

单纯急性左心衰竭引起的呼吸衰竭及低氧血症,应用药物效果不佳的可应用无创加压呼吸机辅助呼吸,效果较好。

(二)机械通气的禁忌证

气胸,特别是张力性气胸,或伴有纵隔气肿,应首先进行胸腔闭式引流术,再行机械通气;巨大肺大疱或肺囊肿;大咯血所致的急性呼吸衰竭及窒息;低血容量性休克所致的呼吸衰竭;急性心肌梗死或严重冠脉供血不足伴左心功能不全;大量胸腔积液。禁忌证多为相对禁忌,应视病情变化灵活掌握。

二、机械通气的模式

(一)无创与有创机械通气的选择

1.无创通气

一般用于心源性肺水肿、慢性呼吸衰竭急性加重、睡眠呼吸暂停综合征、低氧血症性呼吸衰竭以及有创通气撤机拔管后过渡阶段,但前提是患者神志清楚、合作、气道分泌物较少、呼吸道通畅,护理上的责任心非常重要,带机后 2h 查血气分析,如患者情况不改善甚至加重,应果断采取气管插管或气管切开,行有创机械通气。

2.有创机械通气

需行机械通气又不能用无创通气的可通过气管插管或气管切开行有创机械通气。

(二)通气模式的选择

机械通气分为 4 类:指令(控制)、辅助、支持和自主呼吸。根据机械通气为患者提供的呼吸功多少可分为完全通气支持或部分通气支持,后者又分为可调性与不可调性部分通气支持。如患者呼吸中枢严重抑制、呼吸肌麻痹或极度疲劳,则应给予完全通气支持,如容积控制通气(VCV)或压力控制通气(PCV)。随着患者呼吸中枢和呼吸肌功能的恢复,可改用不可调性或可调性部分通气支持,以加强呼吸肌锻炼,避免呼吸肌萎缩和呼吸机依赖;同时利于人机协调,减轻机械通气的循环干预。但应注意支持条件过低可造成呼吸肌疲劳。而正压通气又分为压力预设通气(PPV)和容积预设通气(VPV)两大类型。PPV 预设气道压力,其通气量可随呼吸道阻力和胸肺顺应性的变化而改变,故应监测通气量。VPV 预设通气量和流速,但由于气道压不断变化,故应予以监测。PPV 人机协调性好,气压伤发生率低,可改善肺内气体交换和 V/Q 比值,但无通气量保障。而 VPV 可保障通气量,但人机协调性及 V/Q 比值的改善不及 PPV 且气压伤的发生率高。故近年来很多专家倡导 PPV 通气,而二者有机的结合将是未来机械通气的发展方向。

三、呼吸机监测与报警

机械通气是一种专业性较强的疗法,需要正确地设定和监测来保证达到疗效。随着患者病情变化,应随时将设定条件和报警限调整在合理的范围,监测患者的自主呼吸、呼吸力学、患者与呼吸机的同步性以及机械通气对于患者不利影响等。一般情况下应将报警限设定在正常运行条件下不报警,而在病情变化或呼吸机工作状态异常时能敏感地发出报警的合理范围内。呼吸机报警的目的是为了保证患者的安全。当呼吸机发出声光报警信号时,应立即得到责任医务人员的察看与处理,禁止不经认真察看与处理就盲目按下静音键终止报警声。应当强调的原则是:在察看与处理报警时,应将患者的安全放在首位。首先应当注意患者情况,如呼吸运动、氧饱和度、心率和血压等监测指标,必要时以手动复苏气囊给予患者有效的通气,以保证患者的安全。一般呼吸机在发出报警声的同时,具体报警内容的指示灯会亮起并闪烁,近代较先进的呼吸机还有报警提示信息,同时对于不同的报警情况会发出不同危险等级的报警信号,以便医务人员及时发现与处理。

(一)压力报警

1.气道压过高

一般情况将气道压上限设定在 $40cmH_2O$,气道压超过 $40cmH_2O$ 导致气压伤的可能性较大。有化学性误吸或胸部钝性伤的患者应将气道压上限设定在更低的范围(如 $25\sim30cmH_2O$)。当气道压达到该设定上限,或在压力控制的通气条件下超过设定吸气压力 $10cmH_2O$ 时呼吸机发出声光报警。多数呼吸机在气道压力达到设定的气道压力上限时在发出报警信号的同时会终止吸气相,并切换为呼气。

气道压过高临床较常见,导致气道压过高的原因有:

(1)气道阻塞:气道内痰液或痰栓可导致气道通畅性降低或完全不通畅,吸痰时痰液较多或有痰栓。如经吸痰仍不能改善,应及早更换气管导管。气管导管位置异常也会导致气道部分或完全阻塞,并引起气道压力升高。必要时应考虑用纤维支气管镜检查来确认气管导管的情况和患者气管本身的病变等。

(2)人-机对抗:人-机对抗是较常见的导致气道压过高的原因,其原因包括机械通气刚开始,自主呼吸急促的患者不适应,不能与呼吸机协调;患者病情发生变化,因呼吸道刺激所致咳嗽,PaO_2 降低或 $PaCO_2$ 升高,心功能不全等;呼吸机设定条件不当,人工气道出现问题等。人-机对抗应及时、有效的处理,否则机械通气治疗难以达到目的。低氧、疼痛是导致患者呼吸急促的常见原因。除了对具体患者设定恰当的呼吸机通气条件外,还应当根据患者的具体情况适当应用镇静剂、肌松剂或精神治疗药物,使患者的神经精神状态平静,氧耗量与循环系统负担降低。

(3)人工气道部分或全部脱出:气管插管与气管切开均可能发生导管部分或全部脱出,并可能导致严重后果,是机械通气治疗中可能发生的危险情况,需要及时发现和有效处理。发现后应尽快重建人工气道,妥善固定。并分析脱出的原因,给予有效的措施防止再次发生。尤其是气管切开术后早期的患者,应高度重视导管固定的可靠性,一旦发生导管脱出,可能产生严重后果。

(4)支气管痉挛:亦可导致气道压升高,听诊可闻及哮鸣音,有监测条件时可见呼气流速降低,PEEPi升高。可经静脉或吸入支气管扩张剂处理之。

(5)气胸:有肺大泡、胸部钝挫伤或胸部手术后的患者应警惕气胸的发生。一旦发生气胸,在气道压升高的同时,患侧呼吸音明显降低,X线胸片可以确诊气胸及其程度,发现后应及时行胸腔闭式引流。部分患者还可能伴有纵隔气肿或皮下气肿。

(6)肺顺应性降低:ARDS 患者病情加重,心源性肺水肿突然发生,均可使肺顺应性降低,气道压升高。处理时应注意与气道阻力增大的鉴别。

(7)气管导管滑入一侧支气管:气管插管的患者在确认导管位置后,气管导管应得到妥善的固定,并每班记录其深度。气管导管滑入一侧支气管后气道压将升高,并可出现 PaO_2 降低和人-机对抗等,甚至影响患者循环状态。

(8)呼吸机设定不当:机械通气设定条件不当可导致气道压升高。在容量控制型通气,应设定适当的吸气流速;在压力控制型通气,应设定适当的吸气时间;在压力支持通气,应设定适当的压力上升时间和吸气终止条件。

2.气道压过低

设定气道压报警的下限是为了在呼吸机管路脱开，或呼吸机不能维持气道压时，及时发出报警信号，以保证机械通气的安全。一般情况下设定气道压报警的下限在 PEEP 以上 $2cmH_2O$。气道压过低报警常见于呼吸机管路脱开或漏气。在大多数呼吸机，如果气源压力逐渐降低，例如使用逐瓶更换的氧气源时，气源报警将早于气道压过低报警，使医务人员有时间更换气瓶，也能保证患者安全。通气管道中如果出现较大的漏气，也会导致气道压力降低，出现气道压过低报警。

(二)通气量报警

1.通气量(V_E)下限

V_E 下限的设定是为了保证 V_E 不低于最小安全值。一般情况下成人可将通气量下限设定在 $4L/min$，也可根据患者的具体身高、体重与病情特点而设定。在多数呼吸机，通气量下限在各种模式下是患者实际的呼出通气量。在 MMV、DMMV 模式下，当患者通气量低于设定值时，呼吸机将自动予以指令通气，以达到设定的通气量下限。通气量不足的常见原因有：

(1)吸机管路漏气或脱开，应及时得到纠正。

(2)无创通气(NPPV)时，面罩或鼻罩周围漏气太大，无法保证通气的有效性。应及时调整面罩或鼻罩的位置，如有可能，可教会患者自己来调整面罩/鼻罩。

(3)呼吸机支持程度不够，过早改 SIMV，或指令通气频率太低，或过早改为CPAP，患者自主呼吸不足以达到安全的通气量。应适当恢复通气设定条件，待患者自主呼吸充分恢复后再作脱呼吸机的过渡。

(4)人工气道异常人工气道脱出、阻塞、打折等均可造成通气量降低，应及时识别和纠正。

(5)呼吸机故障如系呼吸机发生故障，应立即用手动复苏气囊保证通气，同时排除故障或更换呼吸机。

2.通气量上限

一般成人可将 V_E 上限设定在 $12\sim15L/min$，或根据患者具体情况而设定。通气量过大常见于患者缺氧未得到纠正、自主呼吸强烈或人-机对抗。必要时使用镇静药、肌松剂，并调整通气设定参数，使患者得到安全有效的最佳机械通气治疗效果。如果在脱机过渡过程中，发现患者自主呼吸急促，通气量较大($\geqslant20L/min$)，提示患者的条件尚未达到脱机的条件，应缓慢逐步脱机，防止出现因脱机失败而造成病情加重。

3.潮气量上、下限

根据患者的身高、体重的具体情况,设定呼出潮气量的上、下限。在容量控制的通气条件下该项报警提示人工气道异常、呼吸机管路脱开与漏气等。在其他的通气条件下,如 CPAP、PSV、BiPAP、BiLevel 等模式下对患者自主呼吸与机械辅助效果发生的变化作出及时的警示。

(三)呼吸频率和呼吸时间报警

1.呼吸频率

一般情况下可将呼吸频率上限设定在 20～25 次/min,当患者呼吸频率达到设定上限时呼吸机即作出报警提示,也可根据病情的具体情况设定呼吸频率上限。呼吸机一般均有很宽的报警限设定范围,但不宜将呼吸频率上限设定得太高,以免当患者自主呼吸急促、人-机对抗时不能得到及时的发现和处理。

2.呼吸时间

一般当吸气时间达到一个呼吸周期的 50％(包括吸气停顿时间),呼吸机将作出报警提示,多见于自主呼吸急促或人-机对抗。反比通气指吸气时间超过一个呼吸周期的 50％,即 I：E＞1：1,可以用于特殊患者的机械通气治疗。部分呼吸机设有反比通气键,在人为反比通气时按下该键,即终止报警。

(四)其他报警

1.断电

当呼吸机的交流电源被切断,呼吸机发出较长时间的特殊报警声,同时断电警示灯闪烁,有备用蓄电池者自动切换到蓄电池供电。但蓄电池只供应呼吸机用电,而不供应空气压缩机。无备用蓄电池的呼吸机切换到安全阀打开状态,患者可依靠自主呼吸得到室内空气。

2.气源

多数呼吸机均有较宽的气源供应范围,当空气或氧气供应的压力低于呼吸机所要求的压力范围时,呼吸机和空气-氧气混合器发出报警提示,同时呼吸机切换到压力正常的氧气或空气供应源上,如果空气源与氧气源供应同时发生故障,呼吸机切换到安全阀打开状态,让患者呼吸室内空气。部分新一代的呼吸有一氧化氮吸入治疗(iNO)模块,使用时应将气源供应调节到呼吸机所要求的水平,当气源压力低于呼吸机所要求的范围时,呼吸机会发出报警信号,这时应及时调整气源压力。

3.窒息

当相邻的二次吸气间隔的时间过长时,超过呼吸机设定的窒息时间,呼吸机发出窒息报警,同时启动窒息后备通气。多数呼吸机的窒息后备通气用 100% 的氧气,较大的潮气量和较快的呼吸频率。在患者连续 2 次触发呼吸之后自动复位,或情况得到处理之后,按下复位键复位。有些呼吸机固定窒息报警时间,例如在 Servo300:成人 20s,儿童 15s,新生儿 10s。而 PB840、7200 等为手工设定窒息时间,以及窒息后备通气条件。在麻醉未醒、没有自主呼吸的患者,当窒息情况得到处理,患者得到适当通气之后,应手工按下复位键,使呼吸机恢复到正常的通气工作条件。为了保证患者的安全,一般不要将窒息时间设定得过长,成人 20s,小儿 15s,新生儿 10s 可以作为通常的设定值。

4.吸氧浓度

在有吸入氧浓度监测功能的呼吸机,当实际吸入氧浓度低于或超过设定氧浓度的一定范围时,呼吸机发出报警信号。吸入氧浓度异常可见于氧气源故障、空-氧混合器故障或氧电池失效。

5.吸入气温度

加温湿化器应加入蒸馏水,并定时更换湿化纸,有温度传感器者应正确安置在呼吸机管路吸气支的患者端。当湿化器发出温度报警时,应仔细检查温度传感器连接与安置是否正确,湿化器内水量是否在正常范围。毛细管型加温湿化器应特别注意使用蒸馏水,以防止毛细管被水垢堵塞。Fisher & Paykel MR730、850 等加温湿化器应将保温电缆正确安置在管路的吸气支内,并保证连接正确,尤其是患者端的温度传感器安放位置要正确,否则会导致过度加热。

四、并发症及防治

由于施行机械通气的患者意识丧失或不能说话,很难主诉病情变化;而且有些患者本已处于垂危状态,若进一步受到并发症的威胁,则有造成死亡的危险,应及早发现和加以防治。按照并发症发生的原因,可分为 3 种情况。

1.气管插管、套管产生的并发症

(1)导管进入支气管:导管插入过深或外固定不确实而移动位置,导管易进入右侧支气管,使对侧肺不张而导致缺氧。临床体征为左侧呼吸音减低,而在不完全阻塞或管尖端在隆突处或隆突下,呼吸音可能正常,但此时不能从左侧吸出分泌物。预防方法为每次插管后注意听两侧呼吸音,有困难时可摄床边胸片,以肯定导管位置已正确无误,才能用胶布沿门齿与口塞和面颊部牢固固定,以免移动。如有条件建议插管后行常规床旁胸片,因各人身高及颈部长度差别较大,建议的导管距门齿长度有时不能适合个别患者。

(2)导管或套管阻塞:分泌物多而稠厚是引起导管或套管阻塞的常见原因,分泌物常积聚和粘附在导管的尖端,发生阻塞而引起窒息,出现呼吸困难和严重青紫。为此,在机械通气期间应及时吸引清除分泌物,如下吸痰管已不通畅或听到管腔内痰鸣的声音一定要警惕痰栓堵管,气管导管在必要时应重新更换。此外,还应注意雾化器湿润气体的效果,同时适当补液,防止分泌物浓缩黏稠。套囊过度充盈而疝出至导管末端是堵塞呼吸道的另一原因,当发现呼吸道压力峰值骤增或潮气量降低,可用手控呼吸,感呼吸道阻力增加,吸引管不能通过气管导管,吸气时有异常的管性呼吸音。因此,当患者发生呼吸道阻塞时应立即将套囊放气,或减少套囊充气,如还不改善,必须紧急调换气管导管。

(3)气管黏膜坏死、出血:由于套囊长期过度充盈,压力太大,压迫气管壁,气管黏膜缺血坏死,糜烂形成溃疡,也可损伤血管而出血,甚至发生气管食管瘘和无名动脉破裂而造成死亡。故遇有导管明显搏动,提示导管尖端或套囊位于动脉附近,应引起注意。长期施行机械通气者,应采用低压力容量套囊,避免充气过多,定时松气囊。

(4)导管脱出或自动拔管:可造成急性呼吸道梗阻而窒息,必须立即再插管。一般情况下,急性呼吸衰竭患者不宜多用镇静药,若劝告或其他使患者安静的措施无效时为防止骚动和昏迷患者的过早拔管,可适当给予镇静、催眠药物。

2.呼吸机故障引起的并发症

(1)漏气潮气量不足:可观察到胸廓活动幅度减少,呼吸道峰压降低,低容量报警器发出警报。发现漏气时,应先排除套囊充气不足或破裂,接着寻找常见的呼吸机漏气的原因,如雾化器贮水瓶是否旋紧,吸气等管道系统的接头是否松脱等,若一时仍找不出原因,则应用手控呼吸,然后进行彻底检查。潮气量测定是一重要步骤,一方面可提示有否漏气,另一方面如潮气量低而未发现漏气,则可能是产生潮气量的机械装置失效。

(2)接管脱落:呼吸机与气管导管的接头及本身的管道完全脱开或扭曲,可使机械通气完全停止或呼吸道阻塞,气源或电源中断也会有致命危险。

(3)管道接错:如把吸气端和呼气端管道倒接,就没有气体输出,患者可能发生呼吸困难或窒息,应暂停使用呼吸机,按说明书图纸详细检查安装。

(4)报警装置失灵:患者通气良好时,报警器可发出声音,这是假报警,而有时患者通气不足而警报器又不响,所以使用呼吸机时也不能完全依赖报警装置。

3.长期机械通气的并发症

(1)通气不足:原因分两方面:①机械性问题,包括漏气和阻塞。②慢性肺部疾患,肺功能障碍,肺弹性和总顺应性降低及呼吸道分泌物增多,需要较大潮气量,才能避免通气不足。③呼吸机参数调节不当。所以应经常测定潮气量和进行血气分析,观察患者临床症状,及时发现和排除机械故障,调整潮气量,保证有效通气。

(2)通气过度:呼吸频率过快或潮气量太大,可引起过度通气,使 $PaCO_2$ 下降到呼吸停止阈以下($PaCO_2$ 30～32mmHg),发生呼吸性碱中毒,低碳酸血症常伴有心排血量和心肌供血减少、脑血流降低和加重脑缺氧,孕妇子宫血管收缩,胎盘血供减少而致胎儿缺氧,肺顺应性和功能残气量减少,通气/血液比例不当,右向左分流增加,氧消耗及氧与血红蛋白的亲和力也增强,氧离曲线左移,此外还有细胞外液中钾降低。严重碱中毒,可出现兴奋、谵妄、抽搐和肌痉挛,甚至低血压、昏迷。文献报道有因严重碱中毒(pH 7.54)而引起死亡的病例。预防方法为:①PaCO 节通气频率和潮气量;②应用适量镇静,提高呼吸停止的 $PaCO_2$ 阈值。

(3)低血压:机械通气需要用正压,跨肺压和胸膜腔内压升高,阻碍静脉回流,继发心排血量降低,因而发生低血压。低血压的程度与正压高低和持续时间长短呈正比。为防止低血压,可采取以下措施:①选用最佳 PEEP,一般限制在 5～10cmH_2O 以内,对循环扰乱较少,如>10cmH_2O 则发生低血压的可能较大,尤其是心功能差和休克患者,应限制使用较高正压。②补充血容量,适当补充血容量,使静脉回流增加,心输出量(CO)可恢复正常。③应用增强心肌收缩药。在 CPPV 期间,患者的 CO 也常用肾上腺能兴奋药加以维持。多巴胺使轻度低血容量患者的外周血管阻力(SVR)上升,而不必再补充过多的液体。多巴酚丁胺为 β 受体兴奋剂,可增强心肌收缩。CO 增多,用以改善心功能。

(4)肺气压伤:机械通气时,由于气道内压过高或潮气量太大,或患者肺顺应性差,或原有肺气肿、肺大疱、哮喘和肺脓肿等慢性肺部病变,易致肺泡破裂而使空气扩散进入颈部皮下组织,甚至扩大到头、胸、腹及躯干其他部位。如空气进入破裂血管可引起气栓。用 PEEP 时胸膜腔内压较高也容易发生气压伤,防治方法包括:①正确调节呼吸机各项参数,避免气道内压过高,尤其是有慢性肺部病变者;②加强生命体征监测,经常听呼吸音;③病情危急时可先用粗针插入锁骨中线第二肋间外侧紧急放气,然后放置胸腔闭式引流管,可继续进行机械通气。

(5)呼吸道感染:可因呼吸机和各种管道和器械消毒不严格,护理措施不力而继发肺部感染,特别是铜绿假单胞菌感染,须积极预防和治疗。

(6)缺氧及氧中毒:机械性意外,分泌物潴留及气管内吸引时间过长等可引起急性严重缺氧,原则上每次吸痰时间不>15s。长期机械通气的患者,吸入氧浓度过高,可发生氧中毒,控制吸气压力和氧浓度非常重要,一般认为吸入氧浓度应维

持在 50% 以下,如必须用 100% 的氧,不可$>24h$,若氧浓度必须高于 50%,应采取措施,加用 PEEP,在短期内吸入尽可能低的氧浓度。

(7)胃肠道并发症:胃肠道充气膨胀,胃肠道出血,胃、十二指肠溃疡穿孔。

(8)少尿:长期机械通气患者可以影响肾功能,常伴有少尿和钠与水潴留。

(9)其他:偶然会发生肺水肿、肺栓塞及精神情绪改变等。

机械通气时发生的并发症,大多表现为呼吸困难及其引起的烦躁不安、青紫和意识障碍等。所以在出现上述症状时,如不能立即解决,应暂时停用呼吸机,改用浓度氧气手控呼吸,再分析原因。根据患者体检发现,结合动脉血气分析和血流动力学变化,做出综合判断,争取早期诊断和及时处理,才能避免发生危险。

第二节　氧气疗法

一、氧气疗法的适应证

氧气疗法(氧疗)是治疗缺氧的一种重要手段,以改善低氧血症导致的生理紊乱为目的,因此理论上只要 PaO_2 降至正常水平以下即可给予氧疗,但由于机体本身具有一定的代偿能力,因此临床上仅用于中重度缺氧($PaO_2<60mmHg$)和有临床表现的患者。Mithocher 提出氧疗的指征为:①动脉血 $PaCO_2<45mmHg$ 时,$PaO_2<65mmHg$;②$PaCO_2>45mmHg$ 时,$PaO_2<50mmHg$。上述情况提示混合静脉血氧降低,即组织氧合障碍,需积极治疗。

当氧疗使 $PaCO_2>60mmHg$,或 $SaO_2>90\%$ 即可认为达到治疗目的,此时继续增加 FiO_2 并不能增加疗效,反而可能引起不良反应。

临床上针对缺氧发生机制不同,氧疗的方法及效果也不同,在下列情况下应考虑氧疗:

1.摄氧不足

如低氧环境或高原生活因吸入空气稀薄,PiO_2 过低而导致缺氧,此时只要适当补充氧,即可迅速解除低氧血症。

2.肺泡通气量过低

严重的 COPD 中枢或神经肌肉疾病引起的肺泡通气量降低除了产生缺氧外,常同时伴有二氧化碳潴留。此时氧疗需要根据 PaO_2 和 $PaCO_2$ 的变化来选择适当的吸氧浓度。一般以持续低流量($25\%\sim30\%$ 的 FiO_2)吸氧为宜。通常 FiO_2 每增加 1% 可使肺泡氧分压上升 $7mmHg$,$25\%\sim30\%$ 的吸氧浓度则可使 PaO_2 提高

$28\sim64mmHg$,足以达到生理所需水平。此外高浓度氧疗可加重高碳酸血症。间歇氧疗时,在氧疗间歇期,二氧化碳分压很少下降至氧疗前的水平,而氧分压反比吸氧前更低,加重低氧血症,因此不主张间歇吸氧。

3.换气功能障碍

换气功能障碍包括通气/血流比例失调和弥散障碍两种,多引起单纯性低氧血症,不伴有二氧化碳潴留。氧疗对通气/血流比例失调引起的缺氧有较好的疗效,但对右向左分流导致的低氧血症疗效不佳,多需在机械通气的基础上氧疗。此时在中、低浓度氧疗无效的情况下,可以采用高浓度给氧,但有氧中毒的可能。弥散功能障碍导致低氧血症在吸氧后肺泡氧分压增加,氧弥散入毛细血管量增加,较易得到纠正,是氧疗的最佳适应证之一。

4.血氧分压正常性缺氧

有组织缺氧但没有明显的低氧血症的患者,如心排血量降低、急性心肌梗死、贫血、一氧化碳中毒、氰化物中毒、严重创伤和麻醉后的恢复。临床上通常认为不论这些患者的 PaO_2 是否处于需要氧疗的水平,一般均应给予氧疗。

5.慢性低氧血症

对于由 COPD、肺间质纤维化或其他疾病所致的慢性呼吸衰竭或低氧血症应采取长期持续低浓度氧疗,每日氧疗时间应不少于 15h,特别是在夜间睡眠时更应持续进行氧疗,以防睡眠时低氧血症加重,长时间氧疗是延长患者生存时间的最有效的手段。Block 提出慢性氧疗的适应证为:①休息时神志清楚,呼吸室内空气时 $PaO_2\leqslant50\sim55mmHg$;②休息时神志清楚,呼吸室内空气时 PaO_2 为 $55\sim60mmHg$,但伴有肺动脉高压、肺心病、心律不齐、红细胞增多症等;③为提高运动耐受力和自信心的需要。总体上慢性氧疗可持续数月或数年,甚至终身。

二、氧疗的方法

1.控制性氧疗　控制性氧疗是指在吸氧的初期给予较低浓度的氧,一般为25%左右,然后根据病情改善情况或动脉血气分析中 $PaCO_2$ 的水平来逐步增加给氧浓度至 30% 或保持原浓度持续给氧。它适用于伴有二氧化碳潴留的低氧血症患者。

其原理如下:①此类患者由于其呼吸中枢对血中二氧化碳浓度变化的敏感性甚低,其呼吸主要靠低氧血症对外周化学感受器的兴奋作用。当吸氧使血氧分压增加而对化学感受器的兴奋作用减弱时,患者的自主呼吸将受到抑制,使肺泡通气量减少,导致二氧化碳潴留加重;②高浓度氧解除了缺氧所致的肺血管收缩,使高通气的肺单位的血流向低通气的肺单位,加重了通气与血流灌注比例失调,使生理无效腔增加,肺泡通气量减少,$PaCO_2$进一步升高,这是氧疗导致高碳酸血症的主要原因之一;③在血红蛋白氧离曲线上,肺泡氧分压与肺泡通气量的关系曲线有前段陡直/后段平坦的特点,肺泡通气量较低的情况下,FiO_2的轻度升高可导致PaO_2的明显升高,如当吸入30%以上浓度的氧时,虽肺泡通气量仍低于15L/min,肺泡气氧分压可保持在80mmHg以上,而在肺泡通气量高时,氧浓度的升高导致的PaO_2的升高幅度则比较低。

在控制性氧疗初期,随着PaO_2的升高,可能会出现$PaCO_2$的升高,其升高的幅度与血氧分压呈较弱的正相关,此时应采取一切措施通畅呼吸道,以增加通气量而促进二氧化碳的排出。随着通气量的改善,需要吸入的氧浓度也会下降。在控制性氧疗的中、后期,随着治疗措施的奏效,血氧分压稳步上升至一定程度(此程度由基础疾病的轻重所决定),血二氧化碳分压亦继续下降至一定程度。但由于COPD等基础疾病不可能完全恢复正常,肺泡氧分压很难恢复正常,因此控制性氧疗应继续。对于重症患者,当控制性氧疗及综合性治疗措施不能控制血二氧化碳分压的持续上升时应该考虑建立人工气道,及早进行机械通气。

2.高浓度给氧

高浓度氧疗是指区别控制性氧疗的一种氧疗方法,其给氧浓度一般为两种:一种为35%～50%,被称为中等浓度;另一种为50%以上,又称为高浓度。应注意高浓度氧疗(>50%)不宜长期给予,待缺氧纠正后,调整给氧浓度至合适水平。较高浓度或高浓度氧疗适用于Ⅰ型呼吸衰竭患者,对于弥散障碍所致的低氧血症非常有效;对于静动脉分流所致缺氧疗效有限;对通气/血流比例失调所致的缺氧的疗效依病因而异;对于通气/血流比例偏低的肺组织,氧疗可使其PaO_2上升;对气道阻塞而灌注正常的肺组织,氧疗对这部分组织无效;对通气正常而血流灌注减少的肺组织,氧疗亦无效。但总体上通气与血流灌注比例失调是上述各种情况的综合,中等浓度的氧疗效果较好。但应尽量避免较长时间的高浓度给氧,特别是纯氧,否则容易导致吸收性肺不张和氧中毒。

纯氧一般用于刚建立人工气道前后,或机械通气过程中吸痰前后,以期减少建立人工气道过程中和抽吸痰液时出现严重低氧血症。

3.高压氧疗

高压氧疗是指在密闭的高压氧舱内,在超过1个绝对大气压的高压情况下给氧的方法。它主要通过大幅度提高血氧分压,提高血液中溶解状态的氧,增加血液中氧含量,增强氧弥散,从而解除氧分压正常患者的低氧血症。它主要适用于一氧化碳中毒、减压病、脑水肿、某些急性中毒、休克、呼吸心跳骤停、脑炎等的治疗，一般不用于 COPD 的治疗。

4.氦-氧气疗法

氦氧气疗法指吸入含 80% 氦气和 20% 氧气的混合气体的疗法。由于氦气密度比大气中氮气密度低得多，因此可降低大气道涡流的阻力，改善气体分布以及通气/灌注比例失调，减少呼吸肌做功和氧耗；氦气也促进氧气的弥散。临床研究显示氦氧通气可改善上呼吸道阻塞、COPD、哮喘等患者自主呼吸时的病理生理和临床参数，但对引起气道阻塞的原因无治疗作用。此外尚无证据表明该疗法对改善患者预后有益。

5.肺外氧气疗法

又称膜肺疗法。常用的装置为体外膜式氧合器，即用膜式氧合器在体外进行气体交换，以代替丧失气体交换功能的肺，为组织提供氧气，暂时维持患者生命，为其他治疗措施赢得时间。用于可逆性肺部病变所致的严重低氧血症患者，但一般不用于 COPD 的治疗。

6.经气管导管氧疗

适用于以下患者：①标准氧疗手段不能达到充分氧合的目的；②不能很好地顺从其他氧疗手段；③出现了使用鼻导管并发症；④出于美观的考虑；⑤需要更大范围地增加活动性。对有严重缺氧、二氧化碳潴留、气道高反应性、大量分泌物、严重心律失常和精神焦虑的患者应慎用。

经气管导管给氧，减少了呼吸无效腔，并降低氧气消耗，增加了氧疗效率，减少了氧疗费用，并可改善氧疗患者的个人形象，更加适用于需长期氧疗或缓解期氧疗的患者。但气管导管氧疗因缺乏上呼吸道对吸入气体的湿化作用，在吸氧时需考虑气体的湿化；此外，导管末端易被分泌物阻塞，需每日用生理盐水冲洗。

既往修正的 Seldinger 技术为标准的气管导管使用模式，近年来通过外科手术从皮下置管已显示了越来越多的优势。皮下置管可进一步增加按需氧控装置的氧储备效能，对重症睡眠呼吸暂停综合征患者.较鼻导管更易提供持续的气道正压支持。湿化的空气或氧气可通过气管导管高流量给予患者(>10L/min)而利于家庭氧疗中重症患者的夜间通气支持和长期机械通气后的脱机。

7.无呼吸氧疗

指在患者呼吸骤停或呼吸无效（潮气量小于解剖死腔），而又缺乏建立人工气道机械通气或面罩机械通气的情况下，给予高流量氧疗，有助于维持适当的氧合，产生一定的通气，减缓二氧化碳潴留的发生。

当患者窒息时,若循环功能存在,肺的气体交换将继续进行。由于呼吸商,肺泡摄入的氧气比释放二氧化碳为多。若气道畅通并且吸入高流量氧,氧气通过"气团运动"被吸入,补充了被肺泡毛细管膜吸收的氧与释放二氧化碳的差值。肺泡气氧分压将以和二氧化碳分压上升相同的速率下降,因此几分钟内患者不会变为严重的缺氧。高流量吸氧也可促进二氧化碳的排出,延缓高碳酸血症的进展。如患者在呼吸停止前曾吸纯氧,则开始时肺泡气氧分压将是大约 660mmHg,若同时二氧化碳分压升高导致的呼吸性酸中毒被维持在适当水平,理论上患者可在"窒息"条件下生存 100～200min。

第三节　气道湿化与雾化

一、气道湿化

气道具有加温加湿作用,正常情况下,上呼吸道可将吸入气体温度由环境温度调节至 37℃左右,相对湿度达 80%～90%。到达肺泡时,气体应达到体温饱和湿度(即体温下 100%的相对湿度),这对正常的通气和换气功能具有重要的作用。然而在呼吸重症患者,由于发热、通气量增加和人工气道等原因,常出现湿化不足或水分丢失,导致黏膜损伤、纤毛运动障碍,影响痰液清除,造成或加重气道的阻塞。故在呼吸重症患者应注意气道湿化,以维持呼吸道的正常功能和防止各种相关并发症。

(一)装置和原理

1.气泡式湿化器

湿化器的水下导管通过筛孔、多孔金属或泡沫塑料,形成细小气泡,增大氧气与水的接触面积,有利水蒸发,提高吸入氧气(湿度仅 4%左右)的含水量,达到湿化的目的。气泡式湿化器常用于鼻导管和面罩吸氧患者,湿化效果与湿化器的设计结构和氧气流量有关,随氧气流量的增加其湿化性能下降。在室温下,一般氧流量为 1～5L/min,可达 30%～50%的体温饱和湿度。

2.加热湿化器(HMH)

通过加热器对无菌蒸馏水加热产生水蒸气,再与吸入气体进行混合,从而对吸入气体进行加温、加湿,使其达到体温饱和湿度的含水量。加热湿化器主要用于人工气道机械通气患者,现代呼吸机上多装有电热恒温蒸汽发生器,其湿化效率受到吸入气的量、气水接触面积和接触时间、水温以及室温和通气管道的长度等因素的影响。吸入气体温度以 32～35℃ 为宜,加热器内的水温应维持在 60℃ 左右。

3.雾化加湿

利用射流原理将水滴撞击成微小颗粒,悬浮在吸入气流中一起进入气道而达湿化气道的目的。雾化产生的雾滴不同于蒸汽,雾滴与温度无关,颗粒越多,密度越大,气体中的含水量越高,湿化效率越好。不同雾化器产生雾滴的量和平均直径而不同,相同种类的雾化器雾化气流速度越高,微粒直径越小。2～10μm 直径的雾滴可沉积在较小气道内,产生较强的湿化作用。在机械通气中使用雾化时,雾化气流来源于潮气量以外的部分,因此实际供给患者的潮气量大于所设定的潮气量,长时间应用可能出现过度通气。

4.湿热交换器(HME)

又叫"人工鼻",采用多层吸湿、保温性材料组成的细孔纱网,吸附呼出气中大约 80% 的水分及热量,用以对吸入 HME 的外界气体进行加温、湿化,并可作细菌过滤器使用。但 HME 不再额外提供热量和水分,对脱水、呼吸道分泌物黏稠的患者来说不是理想地湿化装置。另外,HME 可造成重复呼吸,增加死腔量,对气道阻力较大的患者也不适用。

5.气道内直接滴注加湿

人工气道的患者可以通过直接向气道内持续或间断滴入湿化液进行气道湿化,滴入量根据患者情况确定,一般每日 200～250ml 间断滴入可每隔 30～60min 向气道内滴入 4～6ml 温化液,若一次滴入太多,易引起患者呛咳并影响呼吸机治疗。

(二)湿化方法

1.湿化液的选择

湿化治疗主要目的是温湿吸入气体,因此,湿化液多为低渗或等渗液体,少数为特殊目的应用高渗液体,下面介绍常用的几种湿化液。

(1)无菌注射用水:系低渗液体,通过湿化吸入,为气管黏膜补充水分,保持黏膜纤毛系统的正常功能,主要用于气道分泌物黏稠、气道失水多及高热、脱水患者。但注射用水对气道的刺激较大,若用量过多,可造成气管黏膜细胞水肿,增加气道阻力。

(2)生理盐水:系等渗液体,对气道刺激较小,主要用于维持气道黏膜-纤毛正常功能。但失水后发生浓缩,对气道的刺激性增强。

(3)0.45% 氯化钠溶液系低渗液体,再浓缩后浓度接近生理盐水,对气道的刺激性比生理盐水小。

(4)5％氯化钠溶液系高渗液体,可从黏膜细胞内吸收水分,从而稀释痰液,并使之易于咳出,主要用于排痰。但对气道的刺激性较大,不宜长期使用。

2.湿化量的确定与湿化效果的判定

一般根据失水量决定湿化量,避免湿化不足或过度。正常人每天从呼吸道丢失的水分约300～500ml,建立人工气道后,每天失水量增加至800～1000ml。冬秋季由于气温较低,空气的含水量相对较低,需比春夏季提供更多的水分。另外,发热、血容量不足和应用利尿剂也需要增加湿化量。应用湿化装置后应当记录每日通过湿化器消耗的液体量,并根据患者的自主症状和一些可监测的指标变化来判定湿化效果。大多数学者把湿化效果归为以下三种:①湿化满意痰液稀薄,能顺利吸引出或咳出;导管内无痰栓;听诊气管内无干鸣音或大量痰鸣音;呼吸通畅,患者安静;②湿化过度痰液过度稀薄,需不断吸引;听诊气道内痰鸣音多;患者频繁咳嗽,烦躁不安,人机对抗;可出现缺氧性紫绀、脉搏氧饱和度下降及心率、血压等改变;③湿化不足痰液黏稠,不易吸引出或咳出;听诊气道内有干鸣音;导管内可形成痰痂;患者可出现突然的吸气性呼吸困难、烦躁、发绀及脉搏氧饱和度下降等。

(三)并发症及其处置

气道的湿化的主要并发症是由气道内湿化不足或湿化过度,以及温度过高或过低造成。湿化不足,痰液黏稠不易咳出或吸出,易形成痰栓、痰痂阻塞气道,导致通气障碍,并易继发感染。湿化过度会引起黏膜水肿、气道痉挛,增加气道阻力、降低肺顺应性,妨碍患者的呼吸功能;并可能造成水负荷增加,甚至发生急性肺水肿,另外湿化过度可导致水潴留、心力衰竭、肺不张及肺部感染。气道吸入气体温度过低容易造成气道刺激,引起咳嗽;而温度过高可影响肺功能,也可产生呼吸灼伤,温度＞41℃时纤毛活动停止。此外,在整个湿化过程中,应注意装置的消毒,避免院内感染。

二、雾化治疗

雾化治疗是将药物转化为气溶胶,经吸入途径直接到下气道和肺而达到治疗目的。气溶胶是指能悬浮于空气中的微小液体或固体微粒。与其他途径给药相比较,雾化疗法有许多显著的好处:药物吸收快,作用部位直接,给药剂量低,肺内沉积率高,而全身吸收少。由于起效迅速、作用持续时间满意以及不良反应轻微,近30年来雾化吸入疗法已在临床上广泛应用,并取得了较好的效果。

(一)影响气溶胶输送到下呼吸道的因素

药物微粒的沉降数量势必影响雾化吸入的疗效,因而气溶胶与雾化吸入的疗效密切相关。气溶胶向下呼吸道的输送比例与呼吸方式和气溶胶微粒大小以及气溶胶的温度等有关。深大而较慢的吸气流速可增加气雾微粒在下气道和肺泡的沉降,而浅而快的呼吸易造成气溶胶分布不均,影响微粒进入下气道。高吸气流速产生湍流减少微粒的沉降,吸气后屏气增加微粒以弥散的方式沉降。研究表明,直径为 $1\sim5\mu m$ 的微粒在下呼吸道和肺内有较多的沉降,其中 $1\sim3\mu m$ 的微粒有最理想的细支气管和肺泡内沉降,直径 $5\sim10\mu m$ 的微粒大部分沉降于上气道,$>10\sim15\mu m$ 的微粒几乎 100% 沉降于口咽部,而 $<1\mu m$ 的微粒吸入肺部后悬浮于空气中,大部分随呼出气流被呼出,故沉降量不多。另外,气体吸入气体的性质也影响气溶腔的沉降,低密度气体如氦-氧混合气体的吸入有利于气体在气道内保持层流,增加气雾微粒在下气道和肺内的沉降。

(二)雾化装置

在 COPD 中常用的雾化治疗装置包括喷射雾化器、超声雾化器、定量吸入器以及干粉吸入器等。

1.喷射雾化器

临床上最为常用的雾化器,其以压缩空气和氧气气流为驱动力,高速气流通过细孔喷嘴时,根据 Venturi 效应在其周围产生负压携带贮罐内的液体,将液体卷入高速气流而被粉碎成为细小的雾滴,再通过喷嘴两侧的挡板拦截筛选,使雾滴变得均一细小,撞落的大颗粒重新雾化。喷射雾化的颗粒较为均匀,直径大小主要取决于雾化器内挡板的设计,也与压缩气源有关。较高的气流量产生较多气雾和较小的气雾微粒,临床上常用的驱动气流量为 $4\sim12L/min$,但对于一些黏性较大的抗生素溶液,可能需要更高的驱动气流量($10\sim12L/min$)。一般喷射型雾化器置入药液 $4\sim6ml$,驱动气流量 $6\sim8L/min$,常可产生理想的气雾量和雾化微粒。常见的电动雾化器品牌,如德国百瑞和日本欧姆龙颗粒直径均 $<5\mu m$,利于肺部的沉积。

2.超声雾化器

利用超声发生器薄板的高频震动将液体转化为雾粒,利用换能器将部分能量转化为热能是雾粒温热。超声雾化器对药物的浓缩作用小于喷射雾化器,雾粒大小与超声频率成反比,超声波震动的强度决定了产生雾粒的数量,震动越强产生的雾粒越多。总的来说,超声雾化产生的气雾量比喷射雾化器大,消耗药液 $1\sim2ml/min$,但产生的气雾微粒也较走,微粒中位数直径(AMMD)一般为 $3.7\sim10.5\mu m$。超声雾化吸入后雾粒在肺内的沉积率为 $2\%\sim12\%$,一般认为只要超声雾化器性能良好,使用得当,气雾微粒在肺内的沉降率可达 10% 以上。但理论上认为一些药物在超声雾化是可能不稳定,因此所以应严格选择超声雾化的药物品种,对生物制剂以及结构不稳定的药物应尽量少使用。

3.定量吸入器(MDI)

MDI 筒内含有加压混合物,包括推进剂(主要是氟利昂)、表面活性剂和药物(仅占总量的 1%)等。使用中无须额外动力,操作简单,便于携带,且无继发感染的问题。因此在过去 30 年中,MDI 已普遍用于哮喘和 COPD 的治疗中,成为重要的治疗手段之一。MDI 罐内保持大约 400kPa 的恒定压力,每次手压驱动阀门开放,混合物定量射出。20ms 内成雾。气溶胶的初速度很快(大约 30m/s),AMMD 为 3～6μm,但此后速度迅速降低,50% 的气雾量撞击并沉积于口腔部,肺内沉积率为 15%～25% 左右。因此在应用 MDI 时应注意口腔护理等问题。

4.干粉吸入器(DPI)

近年来研发的热点,药物以原药干粉方式存于吸入器内,患者吸气时随气流进入呼吸道。常用的干粉吸入器包括单剂吸入器和多剂吸入器,与 MDI 相比,DPI 使药物在肺内的沉积率更高,20%～30% 的药粉可吸入肺内,且不需要吸气动作与掀药动作的协调,使用较为方便。但 DPI 以患者的吸气压作为驱动力,使用时需要较高的吸入流速,且吸气流速越高肺内沉积率越高,因此在病情严重的患者和幼儿,由于其自主吸气压较低,不能使用 DPI。

(三)雾化治疗的药物和作用

雾化治疗在危重病治疗中应用的目的主要包括降低气道炎症、减轻痰液黏稠、舒缓气道痉挛以及治疗局部感染等。这些作用与雾化药物的种类密切相关,常用的雾化药物包括化痰药、支气管扩张剂、糖皮质激素以及抗生素等。在临床实际运用过程中,可根据患者病情的需要联合运用多种雾化液。

1.化痰药

很多危重病患者气道分泌物增加,同时存在肺与气道功能的减退,因此患者常常存在痰液不能及时清除的问题。呼吸道分泌物沉积会继而造成支气管阻塞和感染难以控制,使病情加重,威胁生命。因此在危重病患者的治疗过程中,化痰和促进痰液排出具有重要的意义。化痰药作用于痰液形成的各环节,降低痰液黏度并促使痰液咳出,主要用于痰液稠浓而不易排出的危重病患者。常用的雾化用化痰药物包括:氨溴索、α-糜蛋白酶和溴己新等。

(1)氨溴索:通过分解痰液糖蛋白中的多糖纤维部分,降低痰液黏稠度,促进支气管上皮修复,刺激Ⅱ型肺泡上皮细胞分泌表面活性物质;增加支气管浆液腺分泌,调节浆液与黏液的分泌;加强纤毛摆动,增加黏液运输系统的清除能力,使痰液排出增加。还有临床研究证明,使用氨溴索后可提高抗生素在支气管和肺部的浓度,并具有抗氧化和抗炎作用。沐舒坦通常能很好耐受。用法:每次 15～30mg,每日 2～3 次。

(2)α-糜蛋白酶:通过溶解痰液糖蛋白中氨基酸羟基肽键而溶解痰液,可使脓性和非脓性痰液稀释。但近年也有人提出 α-糜蛋白酶可能损伤气管黏膜,诱发气道炎性反应。由于氨溴索的广泛应用,本药的使用日趋减少,只用于先天性 α-糜蛋白酶缺乏症患者。用法:每次 0.5～1mg,每日 2～4 次。

(3)溴己新(必嗽平):作为氨溴索的前身,其作用点与氨溴索相似,但未发现其抗氧化和促进表面活性物质产生的作用。主要通过裂解痰液黏蛋白的二硫键,而达到黏痰稀释的目的。近年鉴于氨溴索的广泛使用,溴己新的使用已明显减少。用法:0.2%溴己新溶液,每次 2～3ml,每日 2～3 次。

2.支气管舒张剂

支气管舒张剂能够通过松弛呼吸道平滑肌、支气管炎症细胞释放介质、降低血管通透性等作用,最终达到扩大支气管管腔,改善症状的疗效。目前常用的支气管舒张剂包括抗胆碱能药、β_2 受体激动剂等。

(1)抗胆碱能药物:主要作用于气道平滑肌和黏膜下腺体的胆碱能受体,抑制胆碱能神经对支气管平滑肌和黏液腺的兴奋,使支气管平滑肌松弛、黏液分泌减少。由于 M 受体主要分布在大气道,故胆碱能药物对大气道的作用优于周围小支气管。抗胆碱能药物的起效时间较 β_2 受体激动剂晚,作用时间因药物种类而异。以往认为,虽然抗胆碱能药物的全身不良事件少于 β_2 受体激动剂,但其支气管舒张作用也不如 β_2 受体激动剂。但近年来的循证医学研究发现,抗胆碱能药物对 COPD 患者各种肺活量测定参数的改善优于或至少等于 β_2 受体激动剂,因此在 COPD 治疗指南中推荐将抗胆碱能药物雾化治疗作为 COPD 治疗的一线措施。常用药物有异丙托溴铵(包括爱全乐溶液和爱全乐 MDI)、噻托溴铵(思市华 DPI)等。异丙托溴铵的用法:0.2～0.4mg/次,每日 2～4 次。而噻托溴铵是新一代的抗胆碱能药物,选择性的 M_1/M_3 受体阻断药,作用时间超过 20h,因此可以每日 1 次用药。

(2)β_2 受体激动剂:主要作用于气道平滑肌上的 β_2 受体,引起平滑肌舒张。根据药物种类,药物的起效时间和作用时间不同。常用短效和速效的 β_2 受体激动剂雾化药物,包括沙丁胺醇、特布他林、非诺特罗等,用法:沙丁胺醇气雾剂每次100～200μg,每日 3～4 次;特布他林每次 0.25～0.5mg,每日 3～4 次;非诺特罗每次 1.25～2.5mg,每日 3～4 次。而长效 β_2 受体激动剂雾化药物多为 DPI 剂型,包括福莫特罗(速效制剂)、沙美特罗(慢性制剂)等,使用方法:每次1~2吸,每日1~2次,用于COPD的稳定期治疗。

(3)糖皮质激素:研究表明COPD是一种慢性气道炎症性疾病,在急性加重期常常存在气道炎性反应的增强,因此局部和全身使用皮质激素能够通过抑制气道炎性反应而得到改善症状缩短病程的效果。虽然糖皮质激素在COPD稳定期及其急性力口重的使用上存在争议,但大多数循证医学研究的结果支持在COPD急性加重期短期使用局部雾化或全身使用糖皮质激素。常用的药物有地塞米松、布地奈德雾化液(普米克,令舒),已经广泛地用于哮喘和COPD的治疗中,常用方法:布地奈德雾化液1mg/次,每日2次。

(4)抗生素:雾化吸入抗生素的好处在于气道局部药物浓度高,而全身吸收少,全身不良反应低。因此对于全身不良反应较大的药物可以选择局部雾化治疗,如氨基糖苷类药物雾化吸入,几乎无肾毒性,对消灭呼吸道的细菌寄生十分有效。但值得注意的是长期雾化吸入可导致耐药菌的产生,且部分抗生素雾化可能诱发气道痉挛。因此目前雾化抗生素主要集中应用于一些难治性肺部感染的情况,如呼吸道耐药菌株感染需要长疗程抗生素治疗以维持局部高药物浓度时如治疗肺囊性纤维化继发铜绿假单胞菌感染,可采用大剂量雾化吸入妥布霉素或多黏菌素取得显著疗效。

(四)并发症和注意事项

虽然雾化治疗有很多优点,但使用不当也能给患者造成一些危害。雾化治疗主要的不良反应与药物毒性有关。例如以MDI输送较大剂量的β_2受体激动剂,因为药物或助推剂的全身吸收引起相应的不良反应,如低血钾、房性或室性心律失常。沙丁胺醇累积剂量达7.5mg时,8例患者中的4例患者出现窦性心动过速和室上性异位心律,当累积剂量达到15mg时,其余患者也出现了房性或室性心律失常。另有文献报道吸入过多的MDI助推剂-氟利昂可以诱发心脏毒性,因此不能无限制的使用MDI,而且推荐以DPI或溶液雾化方式吸入药物。另外雾化也可能影响患者的氧分压,雾化温度过高可能降低吸入氧浓度,而以氧气驱动的喷射式雾化器却可能造成吸氧浓度过高。其他雾化治疗的并发症还包括:传播感染、过度通气,诱发气道痉挛和气道炎性反应等。因而在雾化治疗中应注意以下问题:

1.定期消毒雾化器,避免污染和交叉感染。

2.避免超常剂量使用吸入支气管舒张剂,尤其是老年人,避免心律失常的发生。

3.避免使用刺激性较强的药物雾化吸入,尤其是油性制剂,防止脂质性肺炎。

4.避免使用容易过敏的药物,如确需使用,应先做过敏检测。

5.合理雾化时间,一般每次 20～30min,避免长时间雾化治疗引起过度通气。

6.合理温度和湿度,避免诱发刺激性咳嗽,甚至支气管痉挛。

第四节　胸腔抽气和抽液/胸膜腔穿刺抽液术

一、适应证

1.自发性气胸,抽除气体。

2.原因不明胸腔积液,做诊断性穿刺抽液获取标本送检,以便进行病因诊断。

3.大量胸腔积液,抽除液体以减轻压迫症状。

4.脓胸抽除脓液,冲洗或局部注射药物。

5.胸腔内注射药物治疗胸腔积液。

二、方法

1.向患者解释穿刺的目的、意义及注意事项,消除患者恐惧心理,取得合作,精神紧张者可在术前给地西泮(安定),或给可待因以镇静止痛。

2.体位:轻者可到治疗室穿刺,胸腔抽液一般取坐位,面向椅背,二手交叉抱臂,置于椅背上,头枕臂上,使肋间隙增宽,并让患者舒适。重者则在床旁操作,取半卧位,双上臂枕于头下。气胸患者多取半卧位,使空气浮于胸腔上部近前胸壁处。

3.定位:抽气者先经胸部 x 线透视,胸片或 CT 了解患者肺压缩程度,有无粘连或积液,穿刺点选取患侧锁骨中线第二肋间或腋前线 4～5 肋间。大量胸水抽液可选叩诊实音最明显部位或腋中线第 6～7 肋间或肩胛下角线第 7～9 肋间;积液较少或包裹性积液可行超声定位穿刺或 X 线透视定位穿刺。

4.穿刺步骤:常规消毒局部麻醉后穿刺针沿肋骨上缘缓缓刺入胸腔,应嘱患者勿咳嗽及深呼吸。一次抽吸时不宜过快过多,以防发生复张性肺水肿。如为抽气,一般一次不超过 800ml;如为抽液,抽时速度应缓慢均匀,减压抽液一般首次不超过 600ml,以后每次不超过 1000ml;诊断性抽液一般 50～100ml 即可。操作中要防止空气进入胸腔,始终保持胸腔负压。

5.胸腔内冲洗注药:如为脓胸,每次应尽量抽净,需用生理盐水反复冲洗,最后将药物稀释后注入胸腔内。

6.应尽量避免在第 9 肋间以下穿刺,以免损伤腹腔内器官。

三、监护

1.穿刺前应测量血压、心率、呼吸并记录。

2.穿刺时应观察患者的面部表情、神志、呼吸及有无发绀。

3.穿刺中必要时监测心电图、血氧饱和度、血压等。

4.穿刺后测量呼吸、心率、血压并心肺听诊,如疑有气胸可能,应摄床头胸片。

四、注意事项

1.穿刺时密切观察患者反应,如患者有头晕、胸闷、心悸、出冷汗、面色苍白、心率快、胸部压迫感、剧痛、昏厥等胸膜反应时,或出现连续性咳嗽、气短、咯泡沫痰时,应终止操作拔出穿刺针。上述情况多因患者精神过度紧张或进针时患者感剧烈疼痛而致胸膜反应或胸膜性休克所致。此时应将患者就地平卧,给氧,必要时皮下注射 0.1% 肾上腺素 0.3~0.5ml,建立静脉通路,若血压下降应快速升压。

2.穿刺定位应准确,穿刺部位过低应防止损伤腹腔内脏器。

3.穿刺时患者应避免用力咳嗽,如咳嗽剧烈不止,应将穿刺针暂时拔离胸腔,待咳嗽停止后再进针入胸腔,这样可避免刺伤肺组织产生出血及气胸。

4.穿刺未能抽得气体或液体时,不要贸然改变穿刺方向或加深进针深度,应重行透视或超声定位。

5.广泛胸膜粘连者一般不做穿刺,必要时应特别慎重。

第五节　胸腔引流术

一、适应证

1.各种原因所致的气胸或血胸,经胸腔穿刺抽气或抽液症状未见改善者或胸腔穿刺不能达到有效引流者。

2.脓胸,测胸液 pH 值＜7.0 者。

3.支气管胸膜瘘。

4.手术后胸腔内引流。

5.乳糜胸经胸腔穿刺抽吸后仍有大量乳糜液并产生压迫症状,患者一般情况差,用闭式引流作为过渡性治疗可以改善全身情况。

6.恶性胸腔积液,为减少胸水压迫症状或为癌性胸水局部化疗。

二、方法

1.插管部位

根据体征,X线及超声检查结果确定插管部位。气胸一般选择患侧锁骨中线第二肋间或腋中线第三肋间;血胸、脓胸、液气胸或恶性胸腔积液可根据 X 线及超声检查选择液体最低引流位置或腋后线第 6～7 肋间隙。

2.体位

气胸患者选择半卧位或侧卧位,胸腔积液患者采用半卧位。

三、监护

1.每天监测引流液的数量及性质。

2.若引流管内不断排出气泡,应每日观察引流管排气程度,咳嗽时排气为轻度,深呼气时排气为中度,平静呼气时排气为重度。

3.观察及检查有无皮下及纵隔气肿、引流管周围出血、水封瓶漏气以及呼吸时水封瓶内水柱波动,正常为 $-0.7～1.5kPa(-7.0～15cmH_2O)$。

4.观察及检查引流管有否扭曲、牵拉、受压、阻塞、脱管等情况,以便及时纠正。

5.其他监护同胸腔穿刺术。

四、注意事项

1.张力性气胸引流时,开始时切勿用负压吸引,以免胸腔压力骤然下降,引起纵隔摆动导致休克。

2.换水封瓶时应先夹闭引流管,以防空气进入胸膜腔;换上的水封瓶应先注入无菌生理盐水,引流管插入水封瓶水平面下约 2cm。并及时注意补充生理盐水,以防引流管开口露在水平面以上。

3.水封瓶不再出现水泡或每天引流量在 50ml 以下时,可夹引流管 2h,经观察患者无气促,X线示气体消失,积液量很少,则可考虑拔管。

4.鼓励患者咳嗽及深呼吸,以利气体排出和肺复张。

第六章　呼吸重症监护室的监护技术

第一节　常规监护方法

一、常规临床监护的重要性

对于进入呼吸重症监护病室(RICU)的患者,临床医生除了选择必要的实验室检查或特殊检查外,全面采集病史,认真仔细的物理检查也是十分重要的。现代RICU的发展,使危重患者的各种生理学指标通过各种监护仪可进行监测,但仅仅依靠高级监护仪和实验室检查结果获得的资料来指导患者的救治是远远不够的。如果所获得的资料没有按照临床检查的发现来解释就很可能发生错误。因此,常规的问诊和体检仍然是 RICU 医疗护理工作中重要的手段,是日常医疗工作的重要组成部分。每一位 RICU 医师不仅应熟练掌握各种治疗设备和监护仪的操作使用技术,而且也应练就一套快速敏捷的对患者进行床旁检查的基本功。各种先进监护仪的不断问世和监测手段的日趋完善,永远取代不了临床医生对患者的细致的临床观察和体格检查。

二、常规临床监护的内容和临床意义

常规临床监护包括症状、体征和一些非实验检查的临床指标,如尿量、进水量等。如果患者神志清楚可以应答,应直接向患者采集病史。问病史应全面而又有针对性,围绕中心,抓住重点,不要纠缠无关紧要的细节。如果病情危重或患者无力应答,也可询问患者家属或查阅转入监护病房之前的有关记录。待病情稳定和患者能回答时再作必要的补充或修正。对危重患者的体检,既要全面,又要有重点,并结合病情变化或治疗措施有的放矢地进行。

1.症状

(1)咳嗽、咳痰:应观察咳嗽的性质、发生的时间、咳嗽的音色、痰的性质和痰量。痰量增多提示感染加重,若痰量突然减少可能与气道湿化不足,痰液干结有

关。粉红色稀薄泡沫样痰可能是肺水肿；黄色脓痰提示细菌性感染，恶臭痰提示厌氧菌感染；痰中带血可能是吸痰导致气管黏膜损伤，也可能是由呼吸道病变引起。

(2)咯血：应观察咯血的量、颜色和混杂物。咯血量不仅与病情轻重有关，也有助于鉴别诊断，如少量痰血见于支气管炎、肺炎和肺癌等，大咯血见于肺脓肿、支气管扩张、肺结核空洞和肺梗死等。

(3)胸痛：应观察胸痛的部位和性质。胸痛常由心脏疾病引起，非心源性胸痛大部分来源于胸膜或胸壁。自发性气胸、急性胸膜炎、肺栓塞等常呈患侧的剧烈胸痛。心绞痛与心肌梗死的疼痛或食管疾患、膈疝、纵隔肿瘤的疼痛常位于胸骨后或心前区。骨痛呈酸痛或锥痛。食管炎呈灼痛或灼热感，且与进食有关。

(4)呼吸困难：应观察呼吸频率、深度及节律，有无鼻翼翕动、端坐呼吸、辅助呼吸肌参与呼吸活动。

2.体征

(1)神志、体温、呼吸频率、血压和脉搏：应注意神志、瞳孔大小和对光反应等。发热常提示感染。体温升高会使氧耗量和二氧化碳生成量增加，故应酌情调节通气参数并用退热药，高热时还应适当降低湿化器的温度，以加强呼吸道的散热作用。呼吸频率、节律、深度、对称性都是十分重要的体征，既是病情轻重的指标，也是疗效的考核指标。血压和脉搏可以反映心血管功能和血流动力学变化。

(2)皮肤黏膜：皮肤发绀是缺氧表现，但贫血患者虽有缺氧而不一定有紫绀。应区别周围性和中枢性紫绀。周围性发绀发生于肢体、鼻尖或耳郭，通常 PaO_2 正常，与局部区域血流减少有关。中枢性紫绀常可在舌、唇等血流丰富处观察到，常表明 PaO_2 降低，还原血红蛋白增多。皮肤湿冷表示组织灌注不佳。球结膜充血、水肿，皮肤潮红、多汗和浅表静脉充盈，提示二氧化碳潴留。皮下气肿往往提示气胸。

(3)头颈部：巩膜有无黄染，有无面神经瘫痪征象，结膜有无水肿，应注意颈静脉充盈情况、气管位置、甲状腺等。

(4)心脏：注意心率和心律，心音强弱，有关心脏杂音。

(5)肺部：注意呼吸道是否通畅，呼吸频率和节律，呼吸运动的对称性，有无辅助呼吸肌参与呼吸运动。叩诊有无异常浊音或鼓音区。听诊啰音的性质，部位，时相。有无胸膜摩擦音。

(6)腹部：注意有无腹胀，腹部包块和腹水征，肝脾大小、腹壁压痛和反跳痛以及肠鸣音的变化等。

3.其他

(1)体质量:监测体重的变化可以发现水潴留,也可以反映患者的营养状况。

(2)出入量:记录每日进出水量以保持出入水量的平衡。尿量还是反映心肾功能的重要指标。尿量减少或无尿要考虑进水不足、低血压或肾功能障碍等原因,尿量过多,要防止电解质紊乱。

4.机械通气患者的监护

(1)临床观察

1)应观察神志、瞳孔对光反射、肌力、肌张力、病理反射等。有效的机械通气可使患者的神志由昏迷转为清醒。相反,如在机械通气时患者有烦躁不安、意识障碍,则需检查呼吸机的参数。若出现兴奋、谵妄甚至抽搐,应警惕通气过度引起的碱中毒。

2)注意呼吸频率、呼吸运动的对称性、两肺呼吸音强度及机械通气与自主呼吸是否协调。呼吸频率是机械通气治疗最重要的观察指标之一,包括自主呼吸和机械通气两部分。不同通气模式时呼吸频率的构成有所不同,有的仅存在自主呼吸,有的仅存在机械呼吸,有的由自主呼吸和自主呼吸触发的同步机械呼吸组成。机械通气频率过快除与患者自主呼吸频率有关外,还可能与呼吸机的调节有关,如触发过于灵敏、机械通气的潮气量太小等;频率过慢可能由于患者的呼吸微弱无法触发呼吸机或呼吸中枢兴奋性低下,呼吸机设置如触发灵敏度迟钝也是一个因素。

3)注意心率、血压变化。机械通气开始后可出现血压下降,心率增快,与血容量不足或通气过度有关。

4)机械通气可抑制胃肠运动,尤其是面罩机械通气人机配合欠佳者,若气体进入胃肠道,引起腹胀、肠鸣音减弱应警惕低钾血症。

(2)呼吸机及其管道和连接

1)检查鼻(面)罩是否紧贴患者面部,有无漏气。气管插管插入的深度,固定是否稳妥。观察气道分泌物量、形状和颜色。检查气管插管、气管切开套管的气囊充气量。

2)呼吸机送气声,估计频率和吸/呼时间比。检查呼吸机、空气压缩泵、湿化器、瓶装氧气及中心供氧。注意呼吸机通气模式、工作参数的设置情况及报警的设置,以及监测结果(气道峰压、气道平台压、气道平均压、潮气量、呼吸频率、每分通气量等)。

第二节　呼吸功能监测

呼吸功能监测是重症监护过程中极重要的一个环节,因为呼吸的基础是细胞与其周围环境间气体交换及生命过程所必需的物质交换。在进行呼吸功能监测的同时,至少应把循环系统的状态一并加以考虑,进行全面的分析判断,才能予以正确的治疗。在进行呼吸功能监测的四项最基本内容是:患者的通气功能、氧的传递、血流动力学情况以及组织接受和利用氧的能力。

一、监测项目

(一)肺容量的监测

1.潮气量

正常人的潮气量一般为 5~10ml/kg,其中一部分进入肺泡内能够有效地进行肺泡气体交换即肺泡容量(VA),另一部分则是进入传导气道和完全没有血流的肺泡,即为无效腔(CD),一般的无效腔占潮气量的 25%~3s%,其值相当于 2ml/kg 重量。

2.每分通气量(V_E)

指每分钟患者吸入或呼出的气体量,正常成人约为 6L/min(5~7L/min)。

3.肺活量(VC)

正常为 60~80ml/kg 体重,是反映肺通气贮备能力的基本指标。

4.功能残气量(FRC)

正常人的 FRC 约为 40ml/kg,或者占肺总量的 35%~40%,体位改变会影响 FRC 值。

(二)气道压力监测

1.呼吸道阻力

是指气体流入肺内的非弹性阻力。

通气阻=[峰压－呼气末正压(cmH_2O)]/吸入气体流速(L/s)

呼吸阻力=[峰压－静态压－PEEP]/吸入气体流速(L/s)

正常值为 2~3cmH_2O/(L·s)。

2.顺应性

肺及(或)胸廓的顺应性是指单位压力变化所致的容积变化(V/P)。计算公式为:VT/(平台压-PEEP)。正常人的顺应性应为 100ml/CmH_2O,而一般的机械通气患者的顺应性较正常人低（40～80ml/cmH_2O）。

（三）呼吸驱动力及呼吸做功

分为中枢的驱动力、呼吸做功、呼吸肌的力度和耐力以及疲劳、呼气力量（IEQ）等。

（四）呼入及呼出气体（O_2 及 CO_2）的测定

通过测定动脉血气的氧分压可以了解肺的换气功能和通气功能，同时通过测呼出气的氧浓度，可以算出氧耗及组织用氧情况，也可利用测得的动、静脉血氧浓度用 Fick 法计算出心排血量。

监测呼出气体的 CO_2 可以计算无效腔通气、CO_2 产量及其他通气指标。

（五）氧的输送及组织用氧情况

1.肺的氧合功能

常用 $P_{A-a}O_2$ 及 PaO_2/FiO_2 来评价。

2.供氧量

单位时间内血液携带氧的含量。供氧量＝心搏指数×动脉血氧含量×10。正常范围在 550～650ml/（min·m^2）。

3.P50

这是一个表达氧离曲线的位置的参考指标，它是指当 $SatO_2$ 为 50％时的 PaO_2。

4.混合静脉血氧分压及氧饱和度

可监测心排血量、了解组织的耗氧量及其他影响氧输送的因素。

5.可消耗氧

是指血液中可提供给线组织利用的最大限度的供氧能力。

二、临床应用

当患者出现呼吸功能不全时，可以从临床症状和体征上明显表现出来。由于患者的具体情况不同，因此必须结合临床体检（视、触、叩、听）快速观察、相关的仪器设备和检查等，不难做出诊断。缺氧时患者表现为呼吸急促、大汗淋漓、脉搏增快、口唇青紫、不能平卧等。如系二氧化碳潴留，则表现为脉搏洪大、呼吸浅慢或快速、面色潮红（如伴有缺氧，则面色青紫或口唇发绀）、当动脉血中二氧化碳分压超过 10.7kPa（80mmHg）时则患者很快陷入昏迷。

1.当患者的通气功能障碍时，或以测得其明显的每分通气量、潮气量减低，血气分析可发现氧分压降低而二氧化碳分压增高。患者表现为明显的缺氧表现和

（或）二氧化碳潴留表现。患者的体征可有明显的"三凹"征,尽管患者呼吸幅度增大、费力,但不能改善其缺氧症状。

2.患者换气功能障碍时,则每分通气量反而增大,潮气量增加,但动脉血氧分压明显降低、$P_{A-a}O_2$ 增大和 PaO_2/FiO_2 减小。患者表现为缺氧状态,但早期二氧化碳潴留的临床体征。

第三节　呼吸重症心电图监测

呼吸重症患者存在严重感染、电解质紊乱、酸碱平衡失调、低氧血症、心肌严重缺血、低血压、低排综合征并可能合并心、脑血管病变时均可发生各种类型心律失常、心电图 ST-T 及 QT 间期改变,并且可以出现异常 Q 波或 U 波等情况。

心电图监测是一项无创伤性的检查方法,是呼吸重症患者必不可少的一项重要监测指标。通过监测可以确定:有无致命性心律失常,如室性心动过速、高度房室传导阻滞等;有无高危性心律失常,如频发多源性室性早搏,阵发性室性心动过速,Q-T 延长综合征等;有无心肌缺血,ST-T 改变。心电图监测还能评价抗心律失常治疗的疗效。

一、心电监测系统

监测系统包括中央台(中央监测仪)和床边台(床边监测仪)。中央台置于护士站,可由多个中央台组织中央监测系统,能同时监测 8～32 个患者。一个中央台可连接 8～12 个床边台、发射机或显示器。床边台体积小,重量轻,便于携带,除与中央台配置于患者床头外,还可置于推车上对患者进行监测。发射器体积最小,可置于患者上衣口袋中,用于可下床患者的监测。

二、心电监测导联

呼吸重症患者需长时间连续观察心电变化时,常安置监测导联,作为判断病情的重要依据。理想的监测导联,应类似常规十二导联心电图中的某一导联,并能清楚地显示 P-QRS-T 波群。但任何心电监测导联都不能取代常规十二导联心电图,因为它们无法提供与常规十二导联心电图相对应的一些重要参数及诊断标准。电极多置于前胸,尽量不放在左下胸部,以备紧急抢救时做胸外心脏按压及心脏除颤安放电极之用。

三、常用的胸导联

电极颜色黄色为正极,红色为负极,黑色为地线。

1.CM$_5$ 导联

正极放在左锁骨中线第 4 肋间或第 5 肋间,负极置于胸骨右缘第 2 肋间地线放于右锁骨中线第 4 肋间。

2.CM$_1$ 导联

正极置于胸骨右缘第 4 肋间,负极置于胸骨左缘第 2 肋间,地线放于右锁骨中线第 4 肋间。

3.改进的 CM$_5$ 导联

正极同 CM$_5$ 导联,负极置于右锁骨中点下部,地线同 CM$_5$ 导联。

4.改进的 CM$_1$ 导联

正极与地线同 CM$_1$ 导联,负极置于左锁骨中点下部。目前监测心律失常多选用 CM$_1$ 导联,监测急性心肌梗死、心绞痛多选用 CM$_5$ 导联。

四、心电监测注意事项

1.QRS 波群的振幅是可调的,过高的波可导致计数错误过低会出现心率不计数,而影响心电监测真实性,因而 QRS 波群的高度要适当。

2.QRS 波群振幅过低,仪器不能感知而误认为心动过缓而报警。此时可将电极线相互交换位置,直到显示满意的 P-QRS-T 为准。

3.电极脱位或干扰,仪器不能分辨而误认为心搏停跳或心动过速报警。在电极脱位时,心电示波屏一般显示电极脱位"Lead Off",或心电示波为节律幅度不整的杂波。可更换电极板,使电极与皮肤处于高度亲和状态,必要时重新清理皮肤,加用导电糊。

4.发射盒电池耗尽时会显示"Low Battery",若无心电显示功能,更换电池即可。

五、监测中常见的异常心电图

1.心肌缺血心电图

当心肌缺血或损伤时,仍保持有生物电活动,它影响心肌的复极过程,在心电图上表现为 ST-T 变化。心肌缺血引起 ST 段水平型下移或下斜型压低 0.1mV(1mm)或以上,T 波变为低平、双向或倒置。心肌严重缺血时,表现为 T 波高尖或明显倒置,或 U 波倒置等。

(1)急性心肌缺血:①表现为一过性 ST 段缺血型移位或 ST 段平直延长。②T 波可出现低平、倒置、双向或一过性 T 波高耸。③在原有 ST-T 异常情况下,心电图出现"正常化"变化的伪改善。④出现一过性"心肌梗死"图形,经积极治疗后可恢复正常。

(2)慢性心肌缺血:①缺血型 ST 段降低。QRS 波群多无明显改变。②T 波低平,双向或倒置。③心肌肥厚图形。④出现传导阻滞或心律失常。⑤出现 U 波倒置、Q-T 间期延长及一过性心律失常等。

(3)无症状心肌缺血:①常规心电图记录到缺血型 S-T 改变,但无心绞痛发作。②动态心电图记录到 ST 段呈水平型或下斜型压低≥1mm,异常持续时间≥1min。

2.心肌梗死心电图

(1)前间壁心肌梗死:V_1、V_2 导联呈 QS 型或 Qr 型,急性期 ST 段呈弓背抬高,T 波倒置。

(2)前壁心肌梗死:V_3、V_4、V_5 导联呈 os 型或 Qr 型,急性期伴有 ST-T 的改变。

(3)前侧壁心肌梗死:Ⅰ、aVL、$V_{5\sim7}$ 导联可有 Q 波,急性期 ST 段弓背型抬高,T 波改变。

(4)广泛前壁心肌梗死:$V_{1\sim5}$ 导联呈异常 Q 波或呈 QS 型,急性期 ST 段呈弓背型抬高。

(5)下壁心肌梗死:Ⅱ、Ⅲ、aVF 出现异常 Q 波或呈 QS 型,急性期 ST-T 异常改变。

(6)后壁心肌梗死:$V_{7\sim9}$ 出现病理性 Q 波,T 波倒置及 ST 段抬高,并有衍变规律。

3.心律失常

(1)期前收缩

1)房性期前收缩:提前出现的房性 P 波,其波形态与窦性 P 波不同。P-R 间期≥0.12s,提前出现的房性 P′ 波后伴有 QRS 波,其形态与窦性 P 波下传的 QRS 波相同。房性期前收缩后常有不完全性代偿间歇。

2)结性期前收缩:提前出现的 QRS-T 波群形态与窦性相同或变异,可有逆行 P 波,P′-R<0.12s,R-P′<0.20s。期前收缩后的代偿间歇可以完全也可以不完全。

3)室性期间收缩:①提前出现宽大畸形的 QRS 波群,QRS>0.11s;②R-P 间期在 0.12~0.20s,P 与 QRS 无关;③ST-T 与 QRS 主波方向相反;④有完全性代偿间歇。

（2）室上性快速心律失常

1）阵发性室上性心动过速：①心率150～220次/分,节律规则；②QRS波群形态与时限均正常,但发生室内差异性传导或原来存在束支传导阻滞时,QRS波群形态异常；③P波为逆行型（Ⅱ、Ⅲ、aVF导联倒置）,常埋藏于QRS波群内或位于其终末部分,P波与QRS波群保持恒定关系；④起始突然,通常由一个房性期前收缩触发,下传的P-R间期显著延长,随之引起心动过速发作；⑤发作时或发作后短期内可出现S-T段下降,T波低平或倒置。

2）心房扑动：①各导联P波消失,代之以形态相似、大小相等、节律规则、快速的连续性锯齿样扑动波（F波）。心房频率为250～350次/分；②心室律可规则或不规则。

3）心房颤动：①P波消失,代之以大小不同、形态各异、间隔不等的f波,频率为350～600次/分,心室律绝对不齐,即R-R间期绝对不等,一般在120～180次/分；②心室律完全不规则,QRS波群可正常或宽大。

（3）室性快速心律失常

1）阵发性室性心动过速：心电图特征：①3个或以上的室性期前收缩连续出现；②QRS波群形态畸形,时限超过0.12s；ST-T波方向与QRS波群主波方向相反；③心室率通常为100～200次/分；心律规则,但亦可略不规则；④心房独立活动与QRS波群无固定关系,形成房室分离,偶尔个别或所有心室激动逆传夺获心房；⑤通常发作突然开始；⑥心室夺获与室性融合波为确立室性心动过速诊断的最重要依据。下面介绍几种特殊类型的室性心动过速：

①加速性心室自主节律：亦称缓慢型室性心动过速,心电图表现为连续发生3～10个起源于心室的QRS波群,心率通常为60～110次/分。心动过速的开始与终止呈渐进性,跟随于一个室性期前收缩之后,或当心室起搏点加速至超过窦性频率时发生。由于心室与窦房结两个起搏点轮流控制心室节律,融合波常出现于心律失常的开始与终止。心室夺获亦很常见。

②尖端扭转型室性心动过速：心电图特点为呈连续宽大畸形的心室波群,频率160～280次/分,仍可分出除极波和复极波；QRS方向和振幅不断改变,每隔3～20个心搏围绕基线扭转其方向,典型表现为纺锤形；每次发作数秒至十几秒,可自行终止,在长短不一的间歇后出现基础心律,或由一形态及方向介于基础心律和异位心律之间的QRS波群再过渡到基础心律；发作虽然自行终止,但极易复发,若不采取有效措施可反复发作,最终导致心室扑动与颤动；发作期间基础心律多为缓慢

型心律或缓慢型心律失常。QT 或 QTU 显著延长,常以 R-on-T 的室性二联律开始。

2)心室扑动与颤动:①心室扑动表现为规则而宽大的心室波,向上、向下的波幅相等,频率为 150～250 次/分。②心室颤动表现为形态、频率及振幅均完全不规则的颤动波,频率为 150~500 次/分。二者均无法分出 QRS 波、ST 段及 T 波。

(4)传导阻滞

1)窦房传导阻滞

莫氏Ⅰ型:表现为 P-P 间期进行性缩短,直至一次 P 波脱落;最长的 P-P 小于最短的 P-P 间期的 2 倍;间歇前 P-P 间期最短,间歇后的第一个 P-P 间期长于间歇前的任何一个 P-P 间期。

莫氏Ⅱ型:表现为窦性心律时,基本匀齐的 P-P 间期中突然出现一个长间歇;长 P-P 间期恰是原来窦性心律 P-P 间期的整倍数。

2)房室传导阻滞

①Ⅰ度房室传导阻滞:P-R 间期>0.20s。

②Ⅱ度房室传导阻滞

莫氏Ⅰ型:表现为 P-R 间期逐渐延长,直至脱漏一次;R-R 间期逐渐缩短;心室脱漏造成的长 R-R 间距小于两个 P-P 间距,恰等于 P-R 增量之和。莫氏Ⅱ型表现为 P-R 间期固定;QRS 波群呈周期性脱漏。

③Ⅲ度房室传导阻滞:P 波与 QRS 波有各自的规律,互不相关,心房率快于心室率;如阻滞发生于房室结,心室起搏点来自希氏束分支上,则 QRS 波正常,频率为 40～60 次/分;如阻滞发生在希氏束分支以下,心室起搏点来自心室内,则 ORS 波宽大畸形,频率 20～40 次/分。

3)心室内传导阻滞

①左束支传导阻滞:完全性左束支传导阻滞表现为 QRS≥0.12s,V_1、V_2 导联呈 rS 型或 QS 型;V_5、V_6 呈宽而有切迹的 R 波;有继发性 ST-T 改变,在宽大 R 波导联中 ST 段压低,T 波倒置。在 QRS 主波向下的导联中 ST 段抬高,T 波高耸;电轴左偏。不完全性左束支传导阻滞表现为 QRS<0.12s,余条件与完全性左束支传导阻滞相同。

②右束支传导阻滞:完全性右束支传导阻滞表现为 QRS≥0.12s,V_1、V_2 的 ORS 波呈 M 型,R'宽大畸形;有继发性 ST-T 改变,V_5、V_6 的 QRS 波呈 RS 或 qRs 型,S 波增宽>0.04s。

不完全性右束支传导阻滞表现为 QRS<0.12s,其余条件与完全性右束支传导阻滞相同。

第四节　呼吸重症血流动力学监测

血流动力学监测是指依据物理学的定律,结合生理和病理生理学概念,对循环系统中血液运动的规律性进行定量地、动态地、连续地测量和分析,并将这些数据反馈性地用于对病情发展的了解和对临床治疗的指导。根据血流动力学的特点可以把循环系统分为阻力血管、毛细血管、容量血管、血容量和心脏 5 个部分。同时应该强调的是,临床常规观察指标,如血压、心率、皮肤色泽温度、尿量等,也是血流动力学监测所不容忽视的基本参数。

一、血流动力学监测参数

(一)血压的监测

血压的监测是血流动力学监测方面的重要指标。血压的监测包括体循环动脉血压、左心房压、体循环血管阻力、肺循环阻力等。

1.体循环动脉压(BP)监测

即平常讲的测血压,其方法一般可用普通的水银柱式、袖带式血压计或生命体征监护仪上的无创血压监测(NIBP)或有创血压监测(IBP),前者最简便适用于一般患者,可以在任何情况下使用,反映的血压情况也是准确的,对于重症患者,尤其是循环功能不稳定的患者,最好用有创血压监测,即经桡动脉穿刺进行连续性血压监测,可以实时反映患者的血压变化情况,便于及时发现患者的异常而给予以相应的处理。正常人的血压(90~140)/(60~90)mmHg。

2.中心静脉压(CVP)监测

是将导管插入患者的心房水平的腔静脉内进行测压,可以准确反映患者的静脉压的情况,对于容量负荷的不足或过量,以及心功能不全等均有极好的提示作用,可用于指导临床治疗。CVP 正常值为 5~10cmH$_2$O。中心静脉压测定的插管部位可有多种途径,即经锁骨下静脉、颈外静脉、颈内静脉等。目前一般均使用穿刺的方法置入测压导管。

3.右心房压力测定

其意义与中心静脉压测压相似,反映的是心脏的容量负荷。右心房压力的正常值为 0~6mmHg。

4.右心室压力测定

可以了解右心室的收缩功能、右心室的后负荷等。右心室压力的正常值;收缩压为 15～25mmHg;舒张压为 0～5mmHg。

5.肺动脉压力(PAP)测定

在重症患者的监测过程中作为血流动力监测的一项重要指标。正常值:肺动脉压收缩压为 15～20mmHg,舒张压为 6～12mmHg。

6.肺动脉楔压(PAWP)

又名肺毛细血管楔压(PCWP)监测;是一项非常重要的心功能监测指标,可以间接反映左心房的压力,即左心室的容量负荷,在重症患者的监护治疗过程中有明显的指导意义。肺毛细血管楔压正常值为 5～12mmHg。PAP 与 PAWP 是反应左心前负荷与右心后负荷的指标。

(二)心排出量(CO)

是指一侧心室每分钟射出的总血量,正常人左右心室的排出量基本相等。CO 是反映心泵功能的重要指标,其受心肌收缩性、前负荷、后负荷、心率等因素的影响,因此 CO 的监测对于评价患者的心功能具有重要的意义。同时,根据 Startling 曲线,CO 对于补液、输血和心血管药物治疗有指导意义,也可通过 CO 计算其他血流动力学参数,如心脏指数、每搏量等。测量 CO 的方法有温度稀释法(即热稀释法)、心阻抗血流图和食管、气管多普勒技术等。正常值 4～8L/min。

(三)通过 CO 计算其他血流动力学参数

1.心脏指数(CI)

CI 参考值为 2.8～4.2L/(min·m²)。

2.每搏量(SV)与每搏指数(SI)

SV 参考值 50～110ml/次,SI 30～65ml/m²。

3.血管阻力

(1)肺循环阻力(PVR)和肺循环阻力指数(PVRI):PVR 参考值为 15～25(kPa.s)/L。肺血管病变或肺组织疾患伴肺动脉高压时,PVR 增高。低氧血症可伴有 PVR 升高互为因果,动态监测 PVR 有利于对病情进展的认识。PVRI 参考值为 25.5～28.5(kPa·s)/(L·m²)。

(2)体循环阻力(SVR)和体循环阻力指数(SVRI):SVR 参考值为 90～150(kPa·s)/L。SVRI-SVR/BSA。

二、血流动力学测定技术

血流动力学监测是临床急诊与危重病重要的内容,可分为无创伤性和创伤性两大类技术。一般来说,有创监测较无创准确。

(一)肺动脉漂浮导管(PAC)技术

自 19 世纪 70 年代 Swan 与 Ganz 发明肺动脉漂浮导管(PAC)以来,肺动脉漂浮导管监测血流动力学一直是临床血流动力学监测的金标准。肺动脉漂浮导管通过热稀释法获得心排出量而通过下列假设:PCWP(肺毛细血管楔压)≈LAP(左房压)≈LVEDP(左室舒张末压)≈LVEDV(左室舒张末容量)—前负荷来通过压力指标来反映容量状态。然而,临床很多情况下,这一假设是不准确的。特别是危重患者,据报道约 52% 的患者存在 PCWP 和 CVP 不能准确反映容量负荷的危险。因为这一假设的前提必须是导管位置正常;无二尖瓣疾病;心室顺应性正常和心室无几何变形。采用压力评价前负荷,是假定容量升高,压力呈线性升高。事实上,心室舒张末容量与压力并非线性关系,而是曲线关系。压力并不总是反映患者的容量状况,但可反映顺应性的变化。漂浮导管是目前临床中广泛应用的一种操作,但关于其能改善临床预后的证据并不多,有些甚至指出它会造成损伤。

右心房压、右心室压、肺动脉压及肺动脉楔压等均应用漂浮导管,导管(Swan-Ganz 导管)插入的途径有锁骨下静脉、颈外静脉、颈内静脉或大隐静脉、股静脉等。插漂浮导管时,当导管尖端插至右心房水平时(约至 45cm 标志处),将 1~1.2ml 的气体注入漂浮导管头部的小气囊内,然后继续将导管向前推进。由于气囊的漂浮作用,将引导导管经右心室、肺动脉而至一侧的肺动脉的分支内,插入过程中可分别看到右心房压、右心室压、肺毛细血管楔压的波形。确认为肺毛细血管楔压后将导管固定,然后导管的外孔连接于压力换能器并通过三通接头与 0.01% 肝素等渗盐水相连接,压力换能器连接到生理监护仪上,可观察连续的压力波形。

(二)心排量的测定技术

1.热稀释法测定心排量(CO)

经漂浮导管的 CVP 接头快速(3s 内)注入 5ml 冷等渗盐水(0~5℃),导管头部热敏电阻可测定在单位时间内血液温度的变化差,该温度之差与心排血量间存在明显的相关性。应用该法时必须有相应的测定仪器,一般比较高档的监护仪均有此项功能。而在测定以前要将有关的资料输入仪器内。特别是注射水的温度必须十分精确地输入测定仪器内,因为热释法心排血量测定仪计算心排血量时是以注射盐水时血温的单位时间内变化而进行的,如果输入的盐水的温度不准确,则输出的测定结果就不会准确。由于此法有一定的误差,故测定时一般至少重复 2 次,以取平均值为其结果。现代的 CO 测定是用导管线圈产热的方法,测定结果精确并可连续显示。

2.Fick 法

抽取肺动脉血和股动脉血测血氧含量（无心内左向右分流者），按公式计算：心排血量（CO）＝［基础氧耗（ml/min）－动静脉血氧差（ml）］×1/10。

3.经肺热稀释测定技术（PiCCO）

PiCCO 监测仪是德国 PULSION 公司推出的新一代容量监测仪，近年来欧洲开始广泛接受并开始应用于临床。其所采用的方法结合了经肺温度稀释技术和动脉脉搏波形曲线下面积分析技术。该监测仪采用热稀释方法测量单次的心输出量（CO），并通过分析动脉压力波形曲线下面积来获得连续的心排血量（PCCO）。PiCCO 对心排的监测是从经肺温度稀释曲线计算而得，与肺动脉导管温度稀释曲线相比，经肺温度稀释曲线更长、更平坦。因此，经肺温度稀释曲线对温度基线的漂移更敏感。但经肺温度稀释曲线不受注射剂在何种呼吸周期注射的影响。PiCCO 利用经肺温度稀释法测得的 CO（COTDa）与同时利用肺动脉导管测得的 CO（COTDpa）相关良好。容量监测方面通过计算可得出容量性指标胸内血容量（ITBV）和血管外肺水（EVLW），ITBV 已被许多学者证明是一项可重复、敏感，且比肺动脉阻塞压（PAOP）、右心室舒张末期压（RVEDV）、中心静脉压（CVP）更能准确反映心脏前负荷的指标。PiCCO 监测仪对容量的判断从压力监测发展为容量监测，应该说是一个革命性的转变，对临床医师来说也需要一个概念上的转变过程，新参数、新单位的引进还有一个适应过程。PCCO 是 PiCCO 监测仪通过一种改良的分析动脉压力波形曲线下面积的方法来获得连续的心排血量（PCCO）。PCCO 利用经肺温度稀释单次测定 CO 来校正。PCCO 与 COTDpa 相关良好。

PiCCO 是一项全新的脉波轮廓连续心排血量与经肺温度稀释心排血量联合应用技术，其创伤与危险性小，仅用一中心静脉和动脉导管就能简便、精确、连续监测心排量、外周血管阻力、心搏量等变化。使危重血流动力学监测与处理得到进一步提高。

脉波轮廓心排量法以心排量与主动脉压力曲线的收缩面积成正比，而与顺应性及其系统阻力成反比为依据测定 CO。即 Vs＝As/Z（Vs，每搏出量 ml；As，主动脉压力波收缩面积 mmHg；Z，系统血管阻力）。为了消除压力、心率、年龄对阻力的影响，须对 Z 值做校正。

PiCCO 利用相继 3 次冷稀释股动脉心排量的平均值作为参考校正常数来校正主动脉阻力，从而获取校正后的脉波轮廓 CO 值。PiCCO 技术是基于温度曲线，利用平均传输时间（MTt）和下斜时间（DSt）乘以心排量（CO）计算出连续的心排血量。

4.经胸电阻抗法(TEB)

TEB 利用心动周期中胸部电阻抗的变化来测定左心室收缩时间和计算心搏量。为无创监测技术。其基本原理是欧姆定律(电阻＝电压/电流),1966 年 Kubicek 采用直接式阻抗仪测定心阻抗变化,推导出著名的 Kubicek 公式。1981 年 Sramek 提出对 Kubicek 公式加以修止。Sramek 将该数学模式储存于计算机内,研制成 NCCOM1～3 型(BOMed)。NCCOM 操作简单,8 枚电极分别置于颈部和胸部两侧,即可同步连续显示 HR、CO 等参数的变化。它不仅能反映每次心跳时上述各参数的变化,也能计算 4、10s 的均值。TEB 是无创连续的,操作简单,费用低并能动态观察 CO 的变化趋势。但由于其抗干扰能力差,易受患者呼吸、手术操作及心律失常等的干扰,尤其是不能鉴别异常结果是由于患者的病情变化引起,还是由于机器本身的因素所致,其绝对值有时变化较大,故在一定程度上限制了其在临床上的广泛使用。

5.CO_2 部分重吸收法监测(NICO)

美国 Novametrix 公司研制的 CO_2 部分重吸收法监测(NICO)采用的 Fick 原理对心排血量进行监测,为无创监测技术。

最终心排血量由 CO_2 产生量和呼气末 CO_2 与动脉 CO_2 含量之间的比例常数求得。通过大量的动物实验及临床实践证实,其与温度稀释法有良好的相关关系。但 Nielsson 等将 NICO 监测系统和热稀释法测量心排血量进行研究发现,两者之间缺乏一致性,他们认为 NICO 监测的是有通气部分的肺毛细血管血流量,若所测量患者的通气血流比例不匹配将会导致两种测量方法所导致的 CO 出现差异。Gama 等研究了不同血流动力学状态和不同通气血流比条件下 CO_2 部分重吸收法的准确性。他们的结论为:在高心排血量状态和肺泡无效腔增加的情况下 CORB 偏低。此外,该种监测方法仅能局限在气管插管的机械通气的患者。

三、血流动力学监测参数的临床应用

(一)心脏前负荷

临床上常用的反映心脏前负荷的参数包括中心静脉压力(CVP)、肺动脉楔压(PAWP)和心室舒张末容积等。监测 CVP 对右心容量的调整起到了明确的指导作用,但在反映左心前负荷方面仍然存在有一定的局限性。相比之下,PAWP 与左心前负荷的变化更具有相关性。但 CVP 与 PAWP 都是通过以压力代容积的方法来反映心脏的前负荷,会受到心室顺应性的影响。所以,直接监测心室舒张容积是更好地反映心脏前负荷的指标。

心脏的前负荷应指心肌收缩时的初长度,Starling 定律指出:"心肌收缩产生的能量是心肌纤维初长度的函数"。也就是说,心肌的收缩力与心肌纤维收缩的初长度呈正相关。从心室的整体来讲,则是心室舒张末容积越大,心室收缩时所做的功也越多,每搏量也就越多。当循环容量增加、静脉的回心血量增加,心脏的前负荷增大,心肌的做功也相应增加,使心排血量增加,从而使得回心血量与心排血量保持平衡,并维持心室舒张末容积和压力在正常范围。重症患者的前负荷改变往往比较复杂,其相关参数的测量也可能受到多种因素的影响。一般认为,CVP 和PAWP 的正常值在 6～12mmHg。高于或低于这个范围都提示前负荷的相应改变,并应进行相应的容量调整。应当注意的是,不同病情或病情的不同阶段所要求的前负荷可能不同。如在心肌梗死时由于心肌顺应性的下降,则 PAWP 可能要求在 15mmHg 左右。同时,每个患者的最佳前负荷也可能不同。临床上可以根据前负荷与每搏量之间的关系来大致判断前负荷的最佳值,如可维持每搏量最大的PAWP 最低值等方法。循环容量的不同分布及体内液体在不同体腔间的移动可能会成为影响心脏负荷的主要因素。如严重感染时可以在全身性水肿严重的同时存有循环容量不足,急性呼吸窘迫综合征(ARDS)时的肺水肿也不会因为降低前负荷而消失。由此,应注意对前负荷进行连续、动态的监测及调整。维持心脏的最佳前负荷状态是循环功能支持的基础。

(二)心脏后负荷

心室的后负荷是指心室在射血过程中所必须克服的阻力。在心室流出道及心脏瓣膜没有狭窄的情况下,心室后负荷取决于射血当时的心室壁张力以及阻力血管对射血的阻力。临床上通常以体循环阻力(SVR)为监测左心室后负荷的主要指标,肺循环阻力(PVR)为监测右心室后负荷的指标。

一般来讲,心室的后负荷与心排血量呈负相差。心功能状态不同时,心脏对后负荷改变的反应也有所不同。在心功能正常时,如果后负荷突然增加,心室的舒张末容积和压力会随之升高。根据 Starling 机制代偿由于后负荷增加而导致心肌做功增加。可是,如果后负荷的增加过于突然或过高,这种代偿往往是不完全的,心排血量也会出现下降。但随后,心室舒张末容积和压力会逐渐回复到正常水平,心排血量也上升到原来范围。这是因为心脏对后负荷的改变逐渐适应,心肌收缩力增强。当心肌功能受损时,后负荷的增加导致心室的扩大和充盈压力的增加。心室不能通过心肌收缩力的增强而完全代偿后负荷的增加,而只能通过心室舒张末容积和压力的增加,按 Starling 机制增加心室的做功。这时,虽然心排血量仍然可保持在正常范围,但心室的充盈压力升高,后负荷的增加导致了明显的心肌功能抑制。在严重心力衰竭时,心室无法通过 starling 机制增加心肌的做功。心室后负荷的增加导致心室舒张末容积和压力增加,但是心肌的做功并不能相应地增加,心排血量不能被维持。这时降低心室后负荷不仅可增加心排血量,而且可降低心室充盈压力。

体循环阻力受到循环压力和心排血量的影响,临床应用时要对血流动力学数据进行综合分析,不能仅根据某一个数据的改变进行临床处理。例如,体循环阻力增加不一定就必须应用血管扩张药物。循环容量不足时可出现体循环阻力下降,这一方面是由于交感神经兴奋,阻力血管代偿性收缩,另一方面由于心排血量的减少使得体循环阻力的计算值增加。补充循环容量后,这两种原因都可以去除或缓解,体循环阻力也会相应下降。理论上讲,降低后负荷有利于心肌功能的恢复,尤其是对心源性休克的患者。但在应用的过程中一定要注意维持足够的灌注压力,或与正性肌力药物联合应用。

(三)心肌收缩力

在活体上评价心肌收缩时几乎不可能去除心室前负荷与后负荷等因素的影响。所以,临床上通常应用每搏量、心室每搏做功指数、射血分数、心室收缩末期最大斜率等与心肌收缩力相关的指标进行动态监测,了解心肌收缩力的变化情况。

1.每搏量指数与心室射血分数

一般来讲,心排血量与每搏量都与心肌收缩力呈正相关。但由于这两个指标都受到心率的影响(心排血量＝每搏量×心率),临床应用时应注意这两个参数在不同情况时的不同意义。如心肌收缩力下降导致每搏量减少,代偿性心率加快,可能维持正常的心排血量。但是,原发性快速心率失常有可能维持正常心排血量,但每搏量可能降低。心室射血分数可以在应用每搏量判断心肌收缩力时的补充指标进行分析。当心肌收缩力下降时,由于心室扩大,心脏前负荷增加,每搏量可以保持不变,但心室射血分数已经明显下降。

2.每搏做功指数

心室每搏做功指数是临床上较为常用的反映心肌收缩力的指标。每搏做功指数通过测量心室在射血过程中实际做功的情况,综合了心脏前负荷、后负荷对心肌收缩能力的影响。一般认为,心室每搏做功指数较每搏量与心肌收缩力更具有相关性。在前负荷不变的情况下,监测心室做功指数较每搏量与心肌收缩力更具有相关性。在前负荷不变的情况下,监测心室功指数的改变则更说明了心肌收缩力的变化。临床上应用左心室功能曲线可发现左心室的做功指数随左心室的前负的增加而增加。另外,心排血量或每搏量指数与后负荷的关系曲线也可被用于对心肌收缩力的监测。心脏超声技术被应用于临床监测以后,为对心肌收缩状态的评价提供了一些更为直观的测量手段。可以直接观察并测量心室壁的运动和收缩期增厚的情况,监测心室整体运动功能(如测量射力分数、短轴缩短率等)和节段性运动功能(如心室壁节段运动图)。

(四)多参数综合应用

　　每个血流动力学参数在反映病理生理指标的变化方面都存在一定的局限性,所以,临床监测时多在同一时间点测量多个参数或相关的一组参数,通过这些参数的综合分析来判定在这一时刻的病情状态。可以这样认为,几乎任何一对或一组血流动力学参数之间都可以有一定的相关性,连续也监测这些相关性的变化可以动态地反映出病情的演变,也构成了对患者的血流动力学监测。这些相关性所涉及的参数越多,其与病情实际状态接近的可能性也就越大。

参 考 文 献

1.吕坤聚.现代呼吸系统危重症学.北京:世界图书出版社,2013

2.黄志俭,陈轶强.呼吸与各系统疾病相关急危重症诊治通要.厦门:厦门大学出版社,2014

3.王健.呼吸系统危重症.北京:化学工业出版社,2013

4.王辰.呼吸危重症临床思维与实践.北京:人民卫生出版社,2016

5.王乾,胡蔚,代文琼.新生儿危重症诊疗处置.北京:人民军医出版社,2014

6.吴昌归,李志奎.西京呼吸与危重症医学科临床工作手册.西安:第四军医大学出版社,2012

7.王辰,迟春花.呼吸与危重症医学.北京:科学技术文献出版社,2017

8.孟新科.急危重症实战攻略-评价、推断、决策、反思.北京:人民卫生出版社,2010

9.陈荣昌.呼吸与危重症医学.北京:人民卫生出版社,2017

10.李春盛.急危重症医学进展.北京:人民卫生出版社,2015

11.张印明,鲍明征,沈凤娟.实用急危重症医学.北京:世界图书出版社,2014

12.李文志.危重病症的诊断与治疗.北京:人民卫生出版社,2013

13.(美)洛斯卡奥.哈里森呼吸病学与危重症医学.北京:北京大学医学出版社,2011